113

Anaesthesiologie und Intensivmedizin
Anaesthesiology
and Intensive Care Medicine

Editors:

R. Frey, Mainz · F. Kern, St. Gallen
O. Mayrhofer, Wien

Managing Editor: H. Bergmann, Linz

Regionalanaesthesie in der Geburtshilfe

Unter besonderer Berücksichtigung
von Carticain

Herausgegeben von
L. Beck, K. Strasser und M. Zindler

Mit 19 Abbildungen

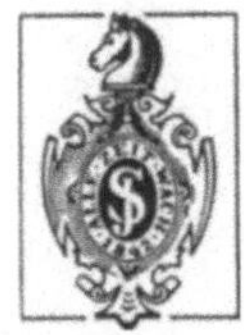

Springer-Verlag
Berlin Heidelberg New York 1978

Professor Dr. med. Lutwin Beck
Universitäts-Frauenklinik
Moorenstraße 5, D-4000 Düsseldorf

Dr. med. Klaus Strasser
Professor Dr. med. Martin Zindler
Institut für Anaesthesiologie
der Universität
Moorenstraße 5, D-4000 Düsseldorf

ISBN-13: 978-3-540-08828-8   e-ISBN-13: 978-3-642-66996-5
DOI:10.1007/978-3-642-66996-5

CIP-Kurztitelaufnahme der Deutschen Bibliothek. *Regionalanaesthesie in der Geburts-hilfe* / hrsg. von L. Beck . . . –Berlin, Heidelberg, New York: Springer 1978
(Anaesthesiologie und Intensivmedizin; 113)
NE: Beck, Lutwin [Hrsg.]

Das in jüngster Zeit ständig wachsende Interesse am Themenkreis
der Anaesthesie in der Geburtshilfe betrifft vor allem das Ge-
biet der Regionalanaesthesie.

Die hierbei verwendeten Lokalanaesthetica treten je nach ihren
pharmakologischen Eigenschaften und nach der Applikationsart in
unterschiedlichem Maße diaplazentar auf das Kind über und können z. T. beträchtliche Nebenwirkungen beim Fetus und Neugeborenen hervorrufen.

Das Bemühen um größere Sicherheit für Mutter und Kind richtete
sich in den letzten Jahren vor allem auf technische Verbesserun-
gen der angewandten Verfahren sowie auf die Entwicklung neuer
Lokalanaesthetica.

Dieses Bemühen war auch das Hauptanliegen des Düsseldorfer
Symposiums, auf dem Pharmakologen, Anaesthesiologen sowie Gynä-
kologen und Geburtshelfer gemeinsam die pharmakologischen und
klinischen Fragestellungen der Regionalanaesthesie in der Geburtshilfe am Beispiel des neuen Lokalanaestheticums Carticain
(Ultracain) erarbeiteten.

Der vorliegende Bericht möge einen Beitrag dazu leisten, die
Anaesthesie in der Geburtshilfe zu fördern und sie für Mutter
und Kind gleichermaßen sicher zu machen.

Im Juni 1978   Die Herausgeber

Inhaltsverzeichnis

VIII

Referentenverzeichnis

Priv.-Doz. Dr. med. H. ALBRECHT,
Universitäts-Frauenklinik, Moorenstraße 5, D-4000 Düsseldorf

Dr. med. H. G. AUBERGER,
Frauenklinik, D-2000 Hamburg-Finkenau

Prof. Dr. med. L. BECK
Direktor der Frauenklinik der Universität, Moorenstraße 5,
D-4000 Düsseldorf

Prof. Dr. med. H. BERGMANN
Vorstand der Anaesthesie-Abteilung des Allgemeinen Krankenhauses, A-4020 Linz

Priv.-Doz. Dr. med. G. BIAMINO, Kardiopulmologische Abteilung,
Medizinische Klinik und Poliklinik, Klinikum Steglitz,
D-1000 Berlin

Dr. Dr. med. U. BORCHARD,
Pharmakologisches Institut der Universität, Moorenstraße 5,
D-4000 Düsseldorf

Dr. H. J. FROHN,
Fach Chemie, Gesamthochschule, D-4100 Duisburg

Dr. med. P. HARNACKE,
Universitäts-Frauenklinik, Moorenstraße 5, D-4000 Düsseldorf

Dr. med. M. JÄGERHORN,
Department of Obstetrics and Gynecology Lasarettet,
Västervik/Sweden

Prof. Dr. med. H. NOLTE,
Institut für Anaesthesiologie, Zweckverband Stadt- und Kreis-
krankenhaus, 4950 Minden

Dr. med. H. STOCKHAUSEN,
Rheinische Landesfrauenklinik, 5600 Wuppertal

Dr. med. K. STRASSER,
Institut für Anaesthesiologie der Universität, Moorenstraße 5,
D-4000 Düsseldorf

Prof. Dr. med. M. ZINDLER,
Direktor des Institutes für Anaesthesiologie der Universität,
Moorenstraße 5, D-4000 Düsseldorf

I. Grundlagenreferate

Vergleichende Pharmakologie der Lokalanaesthetica und spezielle Pharmakologie von Carticain[*]

U. Borchard

Für die klinische Anwendung von Lokalanaesthetica haben sich
vorwiegend Verbindungen des Säureamid- und Estertyps bewährt,
wobei durch Substitution bekannter Grundgerüste zahlreiche De-
rivate mit analogem Wirkungsmechanismus, aber unterschiedlichen
physikalisch-chemischen Eigenschaften hergestellt wurden (13).
Das neue Lokalanaestheticum Carticain (Ultracain) zählt zum
Säureamidtyp und weist als erste Verbindung ein Thiophenring-
system auf (Abb. 1).

$$H_3C \quad NH\text{-}CO\text{-}CH\text{-}NH\text{-}CH_2\text{-}CH_2\text{-}CH_3 \quad (CH_3) \quad S \quad COOCH_3 \quad HCl$$

*Abb. 1. Strukturformel von Carticainhydrochlorid (4 Methyl-
3-propylamino-propionamido) thiophen-2-carbonsäuremethylester-
hydrochlorid); pK_a-Wert 7,8; Molekulargewicht 320,9*

Wirkungsmechanismus

Während noch vor 25 Jahren angenommen wurde, daß der Wirkmecha-
nismus der Lokalanaesthetica vorwiegend auf einer Veränderung
der Kaliumpermeabilität beruhe, hat die Entwicklung der Voltage-
clamp-Technik an isolierten Ranvier'schen Schnürringen gezeigt,
daß sowohl die Natrium- wie auch die Kaliumströme durch die
Ionenkanäle der Nervenmembran abnehmen (7). Auch für Carticain
ergibt sich bei Untersuchungen am Ranvier'schen Schnürring eine
Abnahme der Natrium- und Kaliumströme (I_{Na} und I_K), wobei der
Einfluß auf die Natriumströme überwiegt. 0,3 mM Carticain bewirken eine zunächst rasche, dann langsamer fortschreitende
Senkung von I_{Na} bzw. I_K, die 4 min nach Beginn der Applikation
72,2% bzw. 40,4% beträgt. Wird Carticain mit Ringer-Lösung aus-
gewaschen, so kommt es zu einer anfangs schnellen, dann jedoch
verzögert ablaufenden Zunahme der Ionenströme auf ihre Ausgangswerte. Die Leckströme (IL) werden nicht verändert (4).

---

[*]Mit Unterstützung der Deutschen Forschungsgemeinschaft
(SFB 30 und 38).

Für die Penetration des Lokalanaestheticums zum Wirkort ist vorwiegend die Lipidlöslichkeit verantwortlich. STRICHARTZ (15) konnte anhand von Untersuchungen mit quarternären Lidocainderivaten zeigen, daß die kationische Form eines Lokalanaestheticums bei Applikation an der Außenseite der Nervenmembran ohne nennenswerten Einfluß ist und nur bei intraaxonaler Gabe wirksam wird. Er deutet diesen Befund mit der Annahme, daß der Rezeptor an der Membraninnenseite lokalisiert ist. HILLE (8, 9) dagegen entwikkelte ein Modell, das die Lage des Rezeptors in der Membran postuliert. Kationen können diesen Ort nur von innen her, die basische Form kann ihn aufgrund ihrer Lipidlöslichkeit von innen und außen erreichen. Die Konzentration des als Base vorliegenden Anteils wird durch den P_{Ka}- und pH-Wert bestimmt.

Wiederholt wurde darauf hingewiesen, daß die lokalanaesthetische Wirkung einer Verbindung sich parallel zu ihrer Lipidlöslichkeit verhält und mit der Fähigkeit einhergeht, Calciumionen aus den Bindungsstellen an Phospholipiden zu verdrängen (5). Die gelegentlich geäußerte Annahme, der lokalanaesthetische Effekt sei auf eine ATPase-Hemmung zurückzuführen, dürfte für den Wirkungsmechanismus keine Rolle spielen, da die Hemmung erst bei Konzentrationen auftritt, die ein Vielfaches höher als die zur Abnahme der Natriumströme erforderlichen Dosen sind.

Endoanaesthetische Wirkung

Aufgrund ihrer unspezifischen Wirkung auf alle erregbaren Strukturen führen die Lokalanaesthetica zu Funktionsveränderungen an inneren sensiblen Rezeptoren, am ZNS und am cardiovasculären System. Als Beispiel für die Endoanaesthesie ist in Abb. 2 der Einfluß von Carticain und Lidocain auf die von den Lungendehnungsrezeptoren (LDR) ausgehende afferente vagale Aktivität während der Inspiration vergleichend dargestellt. Der geringere Einfluß von Carticain läßt sich auf die höhere Plasmaeiweißbindung zurückführen, so daß an den extravasal gelegenen LDR geringere Carticain-Konzentrationen auftreten.

Cardiale Wirkung

Die cardiale Wirkung der Lokalanaesthetica spielt sowohl therapeutisch bei der Behandlung von Arrhythmien als auch toxikologisch wegen ihrer cardiodepressiven Eigenschaften eine Rolle. Zur Beurteilung der cardialen Wirkung von Carticain wurde sein Einfluß auf die Frequenz des isolierten spontan schlagenden rechten Vorhofs sowie die funktionelle Refraktärzeit und Kontraktionskraft des isolierten gereizten linken Vorhofs des Meerschweinchens untersucht und mit der Wirkung von Lidocain verglichen (2). Carticain senkt die Schlagfrequenz im Konzentrationsbereich von 10 - 100 µM um 7,9 - 23,1%. Lidocain verhält sich bis 30 µM wie Carticain, führt aber bei höheren Konzentrationen zu einer stärkeren Abnahme der Schlagfrequenz. Bezüglich der funktionellen Refraktärzeit und Kontraktionskraft verhalten sich Carticain und Lidocain identisch. Im Bereich von 10 - 100 µM nimmt die funktionelle Refraktärzeit von 7 - 50% zu,

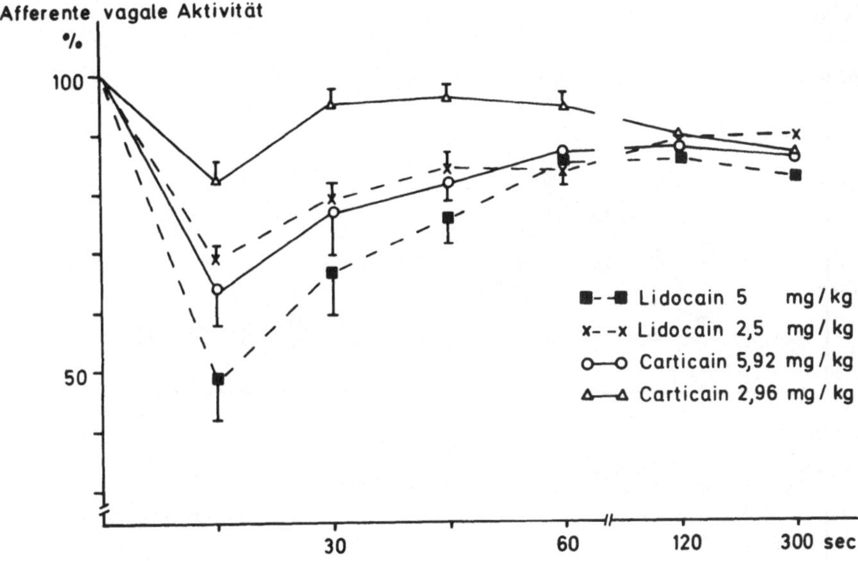

Abb. 2. Dosisabhängiger Vergleich des endoanaesthetischen Effektes nach i.v.-Gabe von Carticain und Lidocain am narkotisierten, spontan atmenden Meerschweinchen (1,25 g/kg Urethan i.p.). Die Dosierung von Carticain entspricht unter Berücksichtigung des höheren Molekulargewichtes der von Lidocain. Die Ordinate gibt die integrierte afferente Aktivität des N. vagus während der Inspiration an (1). Die maximale endoanaesthetische Wirkung tritt bereits nach 15 sec ein und ist bei Lidocain ausgeprägter als bei Carticain

während die Kontraktionskraft um 10 - 15% abnimmt. Neben der funktionellen Refraktärzeit liefert die Bestimmung der Flimmerschwellenstromstärke (Abb. 3) mit Hilfe einer rechtsventrikulären Reizelektrode einen wichtigen Hinweis auf die antiarrhythmische Wirksamkeit von Carticain im Vergleich zu Lidocain, das als lokalanaesthetisches Antiarrhythmicum am besten untersucht ist. Carticain bewirkt eine stärkere, statistisch gegenüber Lidocain allerdings nicht signifikant verschiedene Zunahme der Flimmerschwellenstromstärke, während sich die Frequenzveränderungen weitgehend identisch verhalten.

Cardiovasculäres System

Die cardiovasculäre Wirkung von Carticain ist vorwiegend durch seine negativ chronotrope und inotrope sowie seine vasodilatorierende Eigenschaft. Abb. 4 veranschaulicht die Abnahme von Herzfrequenz, systolischem und diastolischem Druck sowie $(dp/dt)_{max}$ bei einer Dauerinfusion von 2 mg/kg x min an der narkotisierten Katze im Vergleich zu Lidocain. Beide Lokalanaesthetica verhalten sich weitgehend analog. Auffallend ist die schnelle Abnahme von $(dp/dt)_{max}$ zu Beginn der Infusion, die angesichts des noch nicht reduzierten diastolischen Druckes

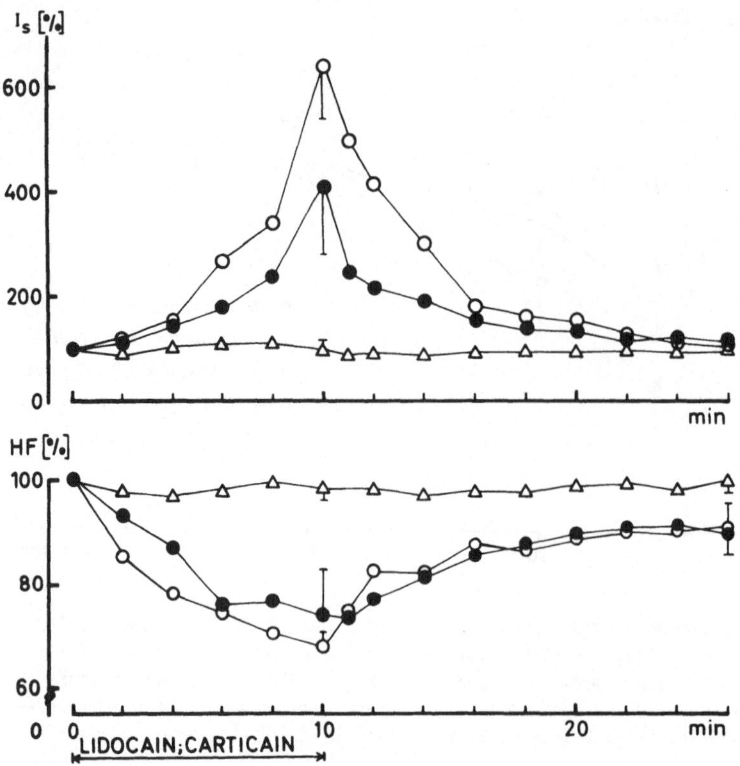

*Abb. 3. Einfluß von Carticain und Lidocain während einer 10-mi-
nütigen Infusion (6 ml/h) auf die Flimmerschwellenstromstärke
(I_S) und die Herzfrequenz (HF) am narkotisierten Meerschweinchen (1,25 g/kg Urethan i.p.). Δ—Δ = Kontrolle (n = 8); o—o =
Carticain 2 mg/kg · min (n = 8); ●—● Lidocain 1,68 mg/kg · min
(n = 7). Die Lidocain-Dosis wurde entsprechend dem Molekulargewicht auf die Carticain-Dosis bezogen. Bei 10 min sind die
mittleren Fehler der Mittelwerte eingezeichnet (BORCHARD und
WEISCHER, unveröffentlicht)*

der negativ inotropen Wirkung zuzuschreiben ist. Die letalen
Dosen betragen für Carticain 171 bzw. für Lidocain 165 mg/kg,
die mittleren Asystoliezeiten 85,2 bzw. 97,5 min. Parallel zur
Veränderung der Herz-Kreislaufparameter kommt es unter Dauerinfusion von Carticain und Lidocain zu EKG-Veränderungen, die
in Abb. 5 veranschaulicht sind. Während bei Carticain der QRS-
Komplex rascher zunimmt als bei Lidocain, ist der Anstieg von
PQ- und QT-Dauer weitgehend identisch. Die in Abb. 4 und 5
wiedergegebenen Ergebnisse zeigen, daß die Lokalanaesthetica
bei normaler Herz-Kreislaufsituation eine relativ untoxische
Substanzgruppe darstellen. Allerdings bleibt zu berücksichtigen, daß bei Herzinsuffizienz oder bei gleichzeitiger Applikation chinidinartiger Antiarrhythmica bzw. β-Blockern die Lokalanaesthetica eine zu besonderer Vorsicht mahnende Beeinträch-
tigung des cardiovasculären Systems herbeiführen können. Ferner
sei darauf hingewiesen, daß Lokalanaesthetica bei Dauerinfusion

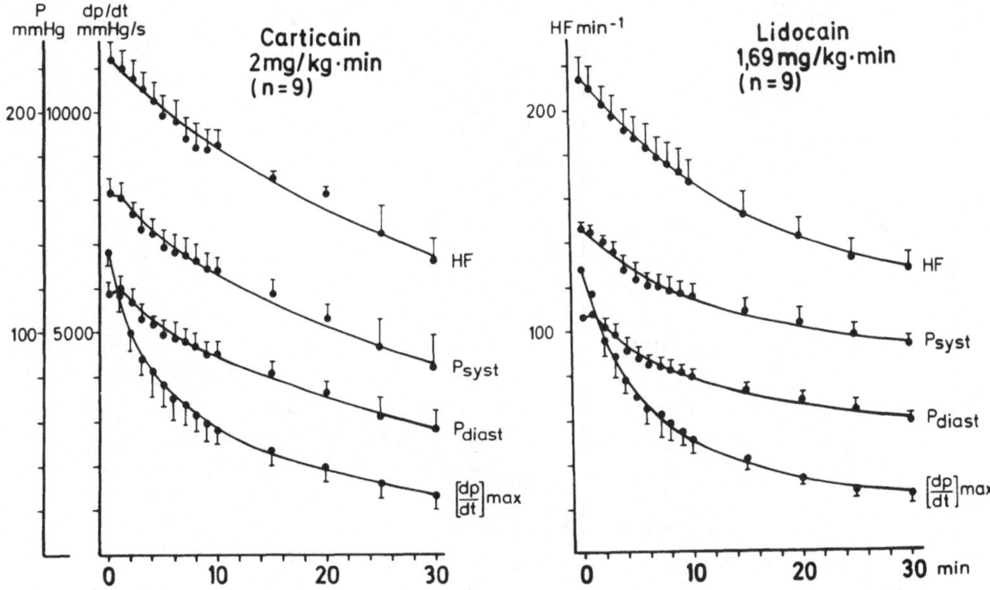

Abb. 4. Dauerinfusion von 2 mg/kg · min Carticain bei einer Infusionsgeschwindigkeit von 0,375 ml/min und einer auf das Molekulargewicht bezogenen gleichen Menge von Lidocain an der narkotisierten beatmeten Katze. Die Ordinatenachsen gelten für die Ergebnisse beider Lokalanaesthetica. HF = Herzfrequenz (min^{-1}), P_{syst}, P_{diast} = systolischer bzw. diastolischer Blutdruck in der A. femoralis, $(dp/dt)_{max}$ = maximale Druckanstiegsgeschwindigkeit des linksventriculären Druckes, der mit einem Tip-Manometer bestimmt wurde

von Herzglykosiden zwar die Arrhythmiedauer verlängern, die Asystoliedauer dagegen verkürzen.

Wirkintensität und Toxizität

Zur Beurteilung der klinischen Verwendbarkeit von Carticain ist in Tabelle 1 neben der akuten Toxizität die oberflächen-, infiltrations- und leitungsanaesthetische Wirksamkeit vergleichend mit anderen Lokalanaesthetica in Anlehnung an Untersuchungen von MUSCHAWECK und RIPPEL (12) dargestellt. Carticain ist ein schwaches Oberflächen- und ein gutes Infiltrationsanaestheticum, während die leitungsanaesthetische Qualität der von Lidocain und Procain geringfügig überlegen ist. Die akute Toxizität liegt zwischen der von Prilocain und Lidocain. Entsprechend beträgt für Carticain die empfohlene Höchstdosis bei einmaliger Gabe für die Regionalanaesthesie 400 mg ohne und 800 mg mit Zusatz eines Vasoconstringens. Bei intravenöser Applikation wird die akute Toxizität eines Lokalanaestheticums gesteigert, wenn der Lösung ein Sympathomimeticum zugesetzt wird. In der Praxis überwiegen bei Notfällen nach Applikation von Lokalanaesthetica bei weitem die toxischen Herz-Kreislauf-Reaktionen (Arrhythmien,

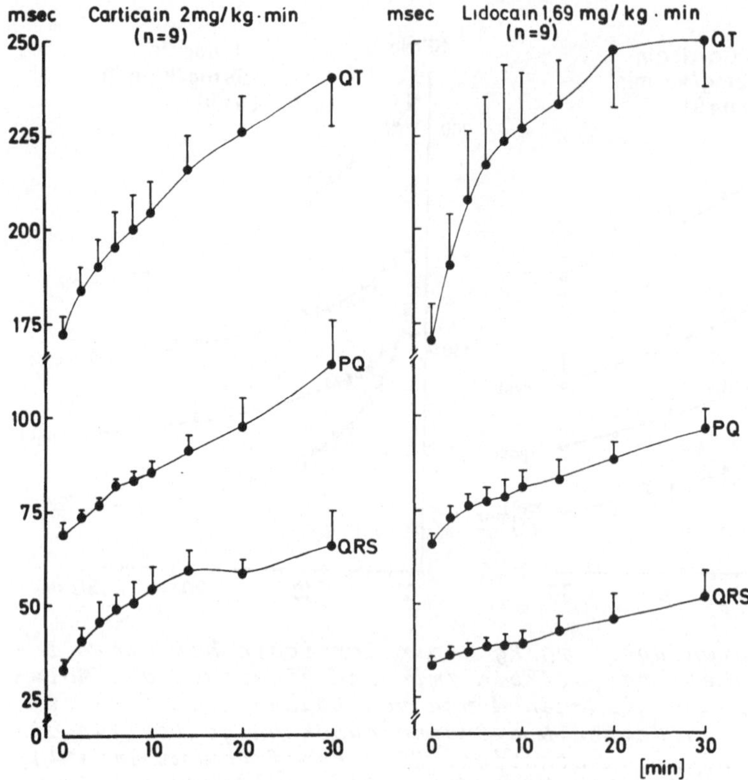

Abb. 5. Versuchsbedingungen wie in Abb. 4. Ordinate: Absolut-
werte für die Dauer von QRS, PQ und QT in msec

Tabelle 1. Akute Toxizität und anaesthetische Wirksamkeit von Carticain im
Vergleich zu anderen klinisch verwendeten Lokalanaesthetica (12). Für die
relative i.v.-Toxizität an der Maus wurde Tetracain willkürlich als Bezugs-
substanz gewählt. Die Anaesthesiedauer bezieht sich auf die in Klammern angegebenen Konzentrationen der Lokalanaesthetica-Lösungen, wobei die Ober-
flächenanaesthesie an der Kaninchencornea, die Infiltrationsanaesthesie
an der Meerschweinchenquaddel und die Leitungsanaesthesie am Froschischia-
dicus getestet wurden

	LD_{50} (mg/kg) (Maus; i.v.)	Rel. Tox. (%)	Anaesthesie-Dauer (min) Oberfl.-A.	Infiltr.-A.	Leitungs-A.
Tetracain (Pantocain)	8	100	36,5 (0,1%)	–	–
Butanilicain (Hostacain)	33,1	24,2	–	37,7 (1%)	–
Lidocain (Xylocain)	33,2	24,1	27,9 (1%)	–	27,3 (0,5%)
Carticain (Ultracain)	37,0	21,6	15,2 (1%)	34,6 (1%)	33,7 (0,5%)
Prilocain (Citanest)	50	16,0	9,6 (1%)	39,7 (1%)	–
Procain (Novocain)	56,0	14,3	–	–	28,0 (0,5%)

Hypertension, Asystolie etc.) durch gleichzeitig verabreichte
vasoconstriktorische Pharmaka. Carticain kann wie die übrigen
Lokalanaesthetica vom Säureamidtyp bei Überdosierung aufgrund
seiner hohen Lipidlöslichkeit, die für die Penetration in das
ZNS verantwortlich ist, zu zentral-nervösen Krämpfen führen.

Pharmakokinetik

Für die klinische Anwendung der Lokalanaesthetica, insbesondere
für die Frage der wiederholten Applikation, sind pharmakokinetische Gesichtspunkte entscheidend. Abb. 6 vermittelt einen
Überblick über die Verteilungsräume im Organismus.

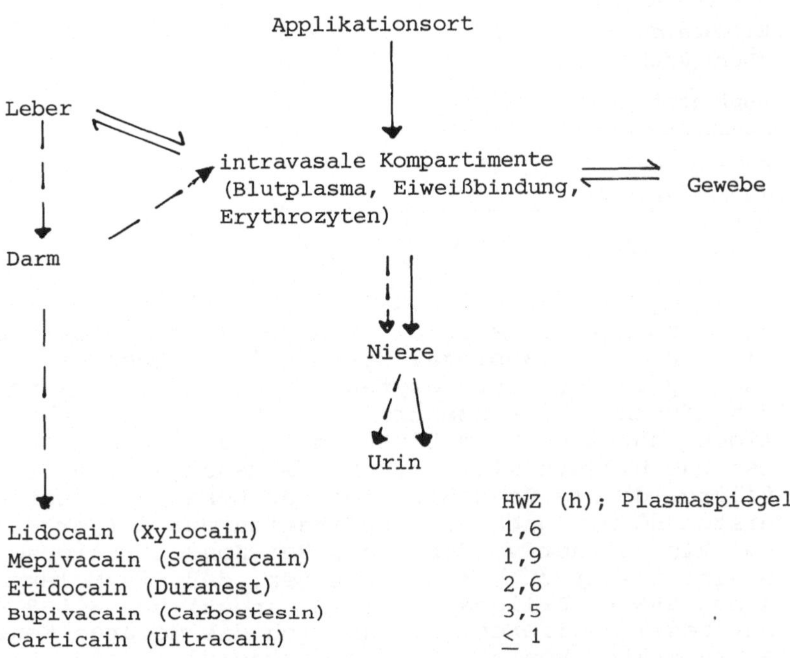

*Abb. 6. Schematische Übersicht über die Verteilungsräume und
die Eliminationswege der Lokalanaesthetica. Die Halbwertszeiten
(HWZ) beziehen sich auf Angaben von COVINO und VASSALLO (3) sowie JÄGERHORN (11)*

Das von der Stelle der Applikation in den Kreislauf gelangende
Lokalanaestheticum unterliegt einer schnellen intravasalen Verteilung, die neben einem Anstieg der Blutkonzentration in gut
durchbluteten Gefäßbezirken auf einer Bindung an Plasmaeiweiß
und einer Anreicherung in Erythrozyten beruht. Ferner kommt es
zur Verteilung auf die extravasalen Kompartimente, wobei die
Diffusion in das Fettgewebe entsprechend der Lipidlöslichkeit
der Verbindungen eine besondere Rolle spielt. Wie aus Tabelle 2
hervorgeht, stellt Carticain ein gut lipidlösliches Lokalanaes-

Tabelle 2. Vergleich der Verteilungskoeffizienten, der Plasmaeiweißbindung und der Quotienten für die Konzentrationen im Blut, Plasma und Erythrozyten für einige klinisch gebräuchliche Lokalanaesthetica. Substanzen mit hoher Plasmaeiweißbindung (PEB) und guter Lipidlöslichkeit zeigen eine relativ geringe Anreicherung in Erythrozyten, so daß die Blutkonzentrationen nur 50% der Plasmakonzentrationen betragen (3)

	Verteilungskoffizient N-Heptan/Puffer pH 7,4	PEB (%)	Blutkonz. Plasmakonz.	Plasma- konz. Ery-Konz.
Prilocain (Citanest)	1	55	1,0	0,88
Lidocain (Xylocain)	2,9	77	0,7	2,6
Etidocain (Duranest)	141	94	0,5	7,5
Bupivacain (Carbostesin)	27,5	95	0,5	7,8
Carticain (Ultracain)	32[a]	94	–	–

[a]Octanol-1/Puffer pH 7,35

theticum dar. Tabelle 2 veranschaulicht ferner, daß sich die Blut- und Plasmaspiegel der Lokalanaesthetica je nach Anreicherung in den Erythrozyten beträchtlich voneinander unterscheiden können. Bei Konzentrationsgaben bleibt daher zu berücksichtigen, ob es sich um Blut- oder Plasmaspiegel handelt. Außerdem ist der Hinweis wichtig, ob die Messung arteriell oder venös erfolgte, da die Konzentration der Lokalanaesthetica während der ersten 60 min nach der Applikation auf der arteriellen Seite höher als auf der venösen ist. Bei Konzentrationsgaben in µg/ml bleibt ferner zu berücksichtigen, daß die Molekulargewichte zwischen 256,6 (Prilocain-HCl, Citanest) und 355,5 (Etidocain-HCl, Duranest) variieren, so daß sich die molaren Konzentrationen um einen Faktor von ca. 1,4 unterscheiden können. Die Plasmaspiegel hängen entscheidend vom Applikationsort ab (3). Die höchsten Spiegel werden nach der intercostalen Applikation gemessen, gefolgt von der caudalen und epiduralen. Vergleichsweise niedrige Blutkonzentrationen resultieren nach Blockade des Plexus brachialis oder nach subcutaner Gabe.

Metabolismus

Die Metabolisierung der Lokalanaesthetica erfolgt in der Leber (Abb. 6). Die Metabolite durchlaufen teilweise den enterohepatischen Kreislauf und stellen das Hauptausscheidungsprodukt der Lokalanaesthetica dar. Für Carticain konnten 2, allerdings nicht näher identifizierte Metabolite analysiert werden (10). Ein nur geringfügiger Anteil der Lokalanaesthetica verläßt unverändert mit dem Urin den Organismus.Bei Carticain konnte im Urin keine

Ausgangssubstanz gefunden werden (10). Entsprechend dem Verteilungs- und Eliminationsverhalten läßt sich für den Plasmaspiegel von Carticain eine Halbwertszeit (HWZ) von 1/2 bis 1 Stunde angeben (Abb. 6). Carticain weist somit eine relativ hohe Abklingquote auf.

Placentapassage

Für die Placentapassage ist in erster Linie die Plasmaeiweißbindung entscheidend (Tabelle 3). die maternalen und fetalen Blutspiegel sowie die UV/M-Werte nehmen mit zunehmender Plasmaeiweißbindung ab. Die Höhe der Spiegel ist dabei im wesentlichen unabhängig von der Applikationsform, d. h. epidural, paracervical etc. (3). Für Carticain sind wegen seiner hohen Plasmaeiweißbindung niedrige UV/M-Werte gefunden worden (14).

Tabelle 3. Vergleich der Plasmaeiweißbindung (PEB), der maternalen und fetalen Blutspiegel sowie der UV/M-Werte für einige gebräuchliche Lokalanaesthetica. Die Blutspiegel stellen die in der Literatur beschriebenen Maximalwerte dar (3)

	PEB (%)	Maternaler Blutspiegel (µg/ml)	Fetaler Blutspiegel (µg/ml) (V. umbilicalis)	UV/M
Prilocain (Citanest)	55	1,03 - 1,5	1,07 - 1,5	1,0 - 1,18
Lidocain (Xylocain)	64	1,23 - 3,5	0,8 - 1,8	0,52 - 0,69
Mepivacain (Scandicain)	77	2,91 - 6,9	1,9 - 4,9	0,69 - 0,71
Bupivacain (Carbostesin)	95	0,26	0,08 - 0,11	0,31 - 0,44
Etidocain (Duranest)	94	0,25 - 1,3	0,07 - 0,45	0,14 - 0,35

Nach COVINO und VASSALLO (1976)

Fetale Organkonzentrationen

Die niedrigen fetalen Blutspiegel unter Bupivacain stellen nicht notwendigerweise eine niedrige Intoxikationsgefahr dar; wie aus Tabelle 4 nämlich ersichtlich ist, kann trotz eines niedrigen Blutspiegels bei guter Lipidlöslichkeit eine beträchtliche Anreicherung im fetalen Gewebe auftreten. Dies gilt insbesondere für die fetale Leber, die einerseits aufgrund der fetalen Blutzirkulation einer höheren Blutkonzentration ausgesetzt ist und andererseits eine noch nicht voll ausgebildete Enzymaktivität aufweist, so daß die Metabolisierung und Inaktivierung der Lokalanaesthetica vom Säureamidtyp reduziert ist.

Tabelle 4. Maternale und fetale Gewebsspiegel
2 min nach i.v.-Gabe von 10 mg/kg Lidocain (1%ig)
beim Meerschweinchen (nach FINSTER et al., 1972)

	Maternal	Fetal
Blut (µg/ml)	7,6	3,6
Leber (µg/g)	7,8	22,9
Myokard (µg/g)	17,2	8,9
Gehirn (µg/g)	31,9	9,7
Niere (µg/g)	42,3	5,8

Zusammenfassung

Carticain stellt ein neues Lokalanaestheticum vom Säureamidtyp
dar, das als erste Verbindung dieser Stoffklasse einen Thiophen-
ring aufweist und sich bezüglich seiner qualitativen und quanti-
tativen Wirkungen an erregbaren Membranen weitgehend analog dem
Lidocain verhält. Der Wirkungsmechanismus beruht auf einer Abnahme der Natrium- und Kaliumströme durch die Nervenmembran, wobei die basische lipidlösliche Form für die Diffusion zu den im
Inneren der Ionenkanäle gelegenen Rezeptoren verantwortlich ist.
Unterschiede zum Lidocain bestehen hinsichtlich der hohen Plasmaeiweißbindung, der geringeren endoanaesthetischen sowie geringfügig besseren leitungsanaesthetischen und antiarrhythmischen
Wirksamkeit. Aufgrund seiner hohen Plasmaeiweißbindung dürfte es
für die Lokalanaesthesie in der Geburtshilfe geeignet sein, wobei allerdings die relativ kurze Halbwertszeit seine Verwendbarkeit limitieren dürfte.

Den Herren Dr. H. DROUIN und Dr. C. H. WEISCHER möchte ich für
ihre Unterstützung danken.

Literatur

1. BORCHARD, U.: Untersuchungen zur Neurotoxizität des Tuberkulostatikums
   Ethambutol. Diss. med. Köln 1976.
2. BORCHARD, U., WEISCHER, C. H.: The effect of the new local anesthetic
   carticaine on the myelinated nerve and myocardial function. Venezia
   Joint Meeting of German and Italian Pharmacologists, Oct. 4 - 6 (1977).
3. COVINO, B. G., VASSALLO, H. G.: Local anesthetics. N. Y., San Francisco/
   London: Grune & Stratton, 1976.
4. DROUIN, H., BORCHARD, U.: Effects of pH and the local anesthetic carticaine on sodium channels of the node of Ranvier. Venezia Joint Meeting
   of German and Italian Pharmacologists, Oct. 4 - 6 (1977).
5. FEINSTEIN, M. B.: Reaction of local anesthetics with phospholipids.
   J. Gen. Physiol. 48, 357-374 (1964).
6. FINSTER, M., MORISHIMA, H. O., BOYES, R. N., COVINO, B. G.: The placental
   transfer of lidocaine and its uptake by fetal tissues. Anesthesiology
   36, 159-163 (1972).

7. GOLDMAN, D. E., BLAUSTEIN, M. P.: Ions, drugs and the axon membrane. Ann. N. Y. Acad. Sci. 137, 967-981 (1966).

8. HILLE, B.: The pH-dependent rate of action of local anesthetics on the node of Ranvier. J. Gen. Physiol. 69, 475-496 (1977a).

9. HILLE, B.: Local anesthetics: Hydrophilic and hydrophobic pathways for the drug-receptor-reaction. J. Gen. Physiol. 69, 497-515 (1977b).

10. HOFER, H., EBERL, R., ALTMANN, H.: Pharmakokinetische Untersuchungen mit ^{35}S-markiertem Carticain. Prakt. Anästh. 9, 157-161 (1974).

11. JÄGERHORN, M.: Parazervikalblockade mit Carticain im Vergleich zu Bupivacain bei Anwendung der Einzelinjektion und der Kathetermethode. In: Carticain für die Leitungsanaesthesie in der Geburtshilfe. L. BECK, K. STRASSER, M. ZINDLER (Hrsg.). Berlin, Heidelberg, New York: Springer 1978.

12. MUSCHAWECK, R., RIPPEL, R.: Ein neues Lokalanaesthetikum (Carticain) aus der Thiophenreihe. Prakt. Anästh. 9, 135-146 (1974).

13. REINHARD, J., BÜCHI, J., PERLIA, X.: Beziehungen zwischen den physikalisch-chemischen Eigenschaften, der chemischen Reaktivität und der lokalanästhetischen Wirkung. Arzneim.-Forsch. 25, 1340-1351 (1975).

14. STRASSER, K., HUCH, A., HUCH, R., UIHLEIN, M.: Plazenta-Passage von Carticain (Ultracain), einem neuen Lokalanästhetikum. Z. Geburtsh. u. Perinat. 181, 118-120 (1977).

15. STRICHARTZ, G. R.: The inhibition of sodium currents in myelinated nerve by quarternary derivatives of lidocaine. J. Gen. Physiol. 62, 37-57 (1973).

DIREKTE WIRKUNG VON CARTICAIN AUF DIE MYOCARDIALE
KONTRAKTILITÄT UND DEN GEFÄSSTONUS SOWIE SEINE
BEEINFLUSSUNG DES ERREGUNGSLEITUNGSSYSTEMS UND DER
HÄMODYNAMIK DES WACHEN MENSCHEN

G. Biamino

Einleitung

Bekanntlich gehört zu den Nebenwirkungen von Lokalanaesthetica
auch ein depressiver Effekt auf das cardiovasculäre System (1).

Die neue lokalanaesthetisch wirksame Substanz aus der Thiophen-
Reihe, Carticain, scheint im Verhältnis zu den anderen Lokalanaesthetica Lidocain und Procain eine geringere Cardiotoxizi-
tät aufzuweisen (2).

Es galt daher in dieser Studie systematisch zu untersuchen, inwieweit Carticain die Kontraktilitätsparameter des isolierten
Papillarmuskels der Katze beeinflußt. Darüberhinaus sollte die
Wirkung von Carticain auf den Tonus und auf die elektrische Aktivität der isolierten glatten Gefäßmuskulatur analysiert werden.

Nach Abschluß der in vitro-Studien wurde untersucht, inwieweit
Carticain die zentrale Hämodynamik des wachen Menschen, sowohl
nach Bolusinjektion, als auch unter Dauerinfusion, zu beeinflussen vermag. Schließlich wurde mittels der intracardialen Poten-
tialableitung geprüft, ob und in welchem Ausmaß durch Carticain
Veränderungen in der Erregungsentstehung und Erregungsleitung
im His-Purkinje-System des menschlichen Herzens induziert werden
können.

Methodik

1. Als Modelle für unsere Untersuchungen an der glatten Gefäßmuskulatur wählten wir den Spiralstreifen der thoracalen Aorta
sowie die isolierte Portalvene von männlichen Ratten.

Zur Messung der isometrischen Spannungsänderungen wurden die
Präparate zwischen zwei Platinhaken in einem doppelwandigen
Badegefäß eingespannt, wobei das obere Ende mit einem isometrischen Kraftaufnehmer verbunden war. Als Badelösung wurde
eine modifizierte Tyrode-Lösung gewählt (pH 7,35). Die Temperatur der Badelösung wurde konstant auf 37 Grad gehalten und
kontinuierlich mit einer Mischung aus 95% O_2 und 5% CO_2 durchperlt (Abb. 1a).

Die Präparate der Rattenaorta wurden primär entweder mit 2,0
µg/l Noradrenalin oder durch Kalium-Depolarisation (30 mMol)
stimuliert.

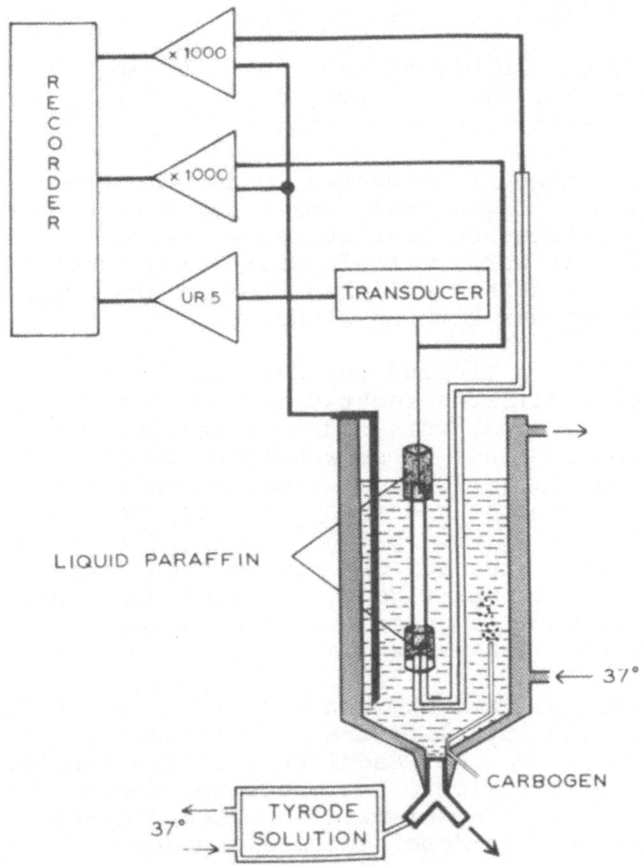

Abb. 1a. Schematische Darstellung der Methodik zur Registrierung der mechanischen Aktivität von isolierten Gefäßen. In dieser Abbildung ist weiterhin schematisch die Paraffin-Methode zur Ableitung der elektrischen Aktivität von Spiralstreifen der Rattenaorta dargestellt

Da die Präparate der Portalvene eine ausgeprägte Spontanaktivität aufweisen, wurde auf eine chemische oder elektrische zusätzliche Stimulation verzichtet. Die mechanische Spannung der Portalvene wurde jeweils über 2 min integriert.

Sowohl die maximal erreichte Spannung der Aortenpräparate nach Noradrenalin bzw. Kaliumgabe, als auch die steady-state-integrierte mechanische Spannung der Portalvene wurden jeweils als 100% eingesetzt.

Zur zusätzlichen simultanen Registrierung der elektrischen Aktivität der Spiralstreifen der Rattenaorta wurden beide Enden des Präparates mit flüssigem Paraffin von der Badelösung isoliert. Bei diesen Versuchen dienten beide Haken als Ableitelektroden, wobei die Potentialänderungen gegen eine in die Badelösung eintauchende Indifferenzelektrode gemessen wurden (Einzelheiten der Methode siehe 4.).

Für die Ableitung der elektrischen Aktivität von der Portalvene war die Anwendung einer anderen, von uns entwickelten Methode erforderlich (Abb. 1b).

In diesen Experimenten wurden die Präparate der Portalvene horizontal eingespannt, wobei das eine Ende des Präparates mit einem isometrischen Kraftaufnehmer verbunden war. Die elektrische Aktivität wurde mittels drei beweglicher Pressure-Elektroden von drei unterschiedlichen Stellen des Präparates abgeleitet (Einzelheiten der Methode siehe 5).

2. Um den Einfluß von Carticain auf die Kontraktilitätsparameter des isolierten rechtsventriculären Papillarmuskels der Katze zu untersuchen, wurden die Präparate unmittelbar nach der Dissection in einem doppelwandigen Badegefäß inkubiert, das mit 20 ml Krebs-Ringerlösung (3) bei einem pH-Wert von 7,4 gefüllt war. Die Temperatur der Lösung, die kontinuierlich mit einem Gemisch aus 95% O_2 und 5% CO_2 durchperlt wurde, wurde mittels eines Thermostates auf dem gewünschten Temperaturwert, in der Regel 25° C, konstant gehalten. Eine Nach- und Abflußvorrichtung ermöglichte es jederzeit, den Muskel auszuwaschen und die Badelösung zu erneuern (Abb. 2).

Der Papillarmuskel wurde mit seinem unteren myocardialen Ende an einem Stahlstift als Verlängerung eines durch eine Gummimembran von der Badelösung isolierten isometrischen Kraftaufnehmers fixiert. Das obere Sehnenende des Muskels war über einen Stahldraht mit einem beweglichen, massearmen Aluminium-Waagebalken-Hebelsystem verbunden.

Durch Anhängen geeigneter Gewichte jenseits des Hebeldrehpunktes konnte der Muskel belastet werden und, wie im folgenden beschrieben, zu einer Unterstützungszuckung gebracht werden. Nach Anhängen eines die Vordehnung des Muskels bewirkenden Preloads konnte der Einfluß eines zusätzlich angebrachten Gewichtes (afterload) auf die Vordehnung durch eine über dem langen Hebearm angebrachte Arretierungsschraube ausgeschaltet werden, so daß der Muskel das Afterload allein während der Verkürzung zu heben bzw. zu tragen hatte.

Die supramaximale Reizung des Muskels wurde mittels Rechteckimpulsen über zwei großflächige, parallel zum Muskel angeordnete, feldstimulierende Paladium-Elektroden auf das Präparat übertragen. Wie die Abb. 2 zeigt, wurden folgende Parameter simultan registriert: 1. Längenänderungen des Muskels (Δ 1); 2. erster Differentialquotient der Muskellängenänderungen nach der Zeit (dl/dt), wobei die Größe der positiven Amplitude der maximalen Verkürzungsgeschwindigkeit (dl/dt_{max}) und die Größe der negativen Amplitude der maximalen Relaxationsgeschwindigkeit (dl/dt_{min}) entspricht; 3. Spannungsentwicklung des Muskels (T); 4. Erster Differentialquotient der Spannungsentwicklung nach der Zeit, wobei die Höhe der positiven Zacke die maximale Geschwindigkeit der Spannungsentwicklung (dT/dt_{max}), die Größe

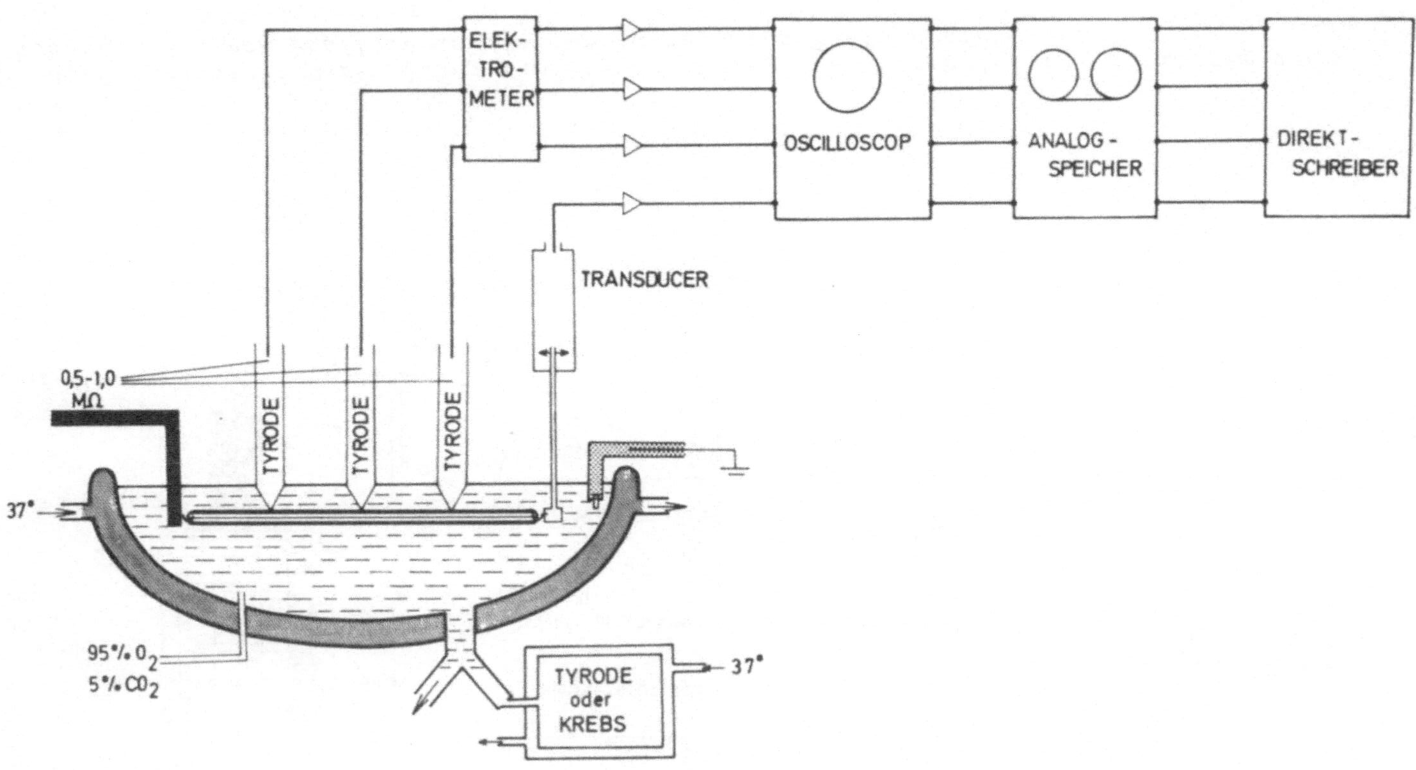

Abb. 1b. Multi-Elektrodentechnik zur Ableitung der elektrischen Aktivität der Portalvene (Einzelheiten siehe Text)

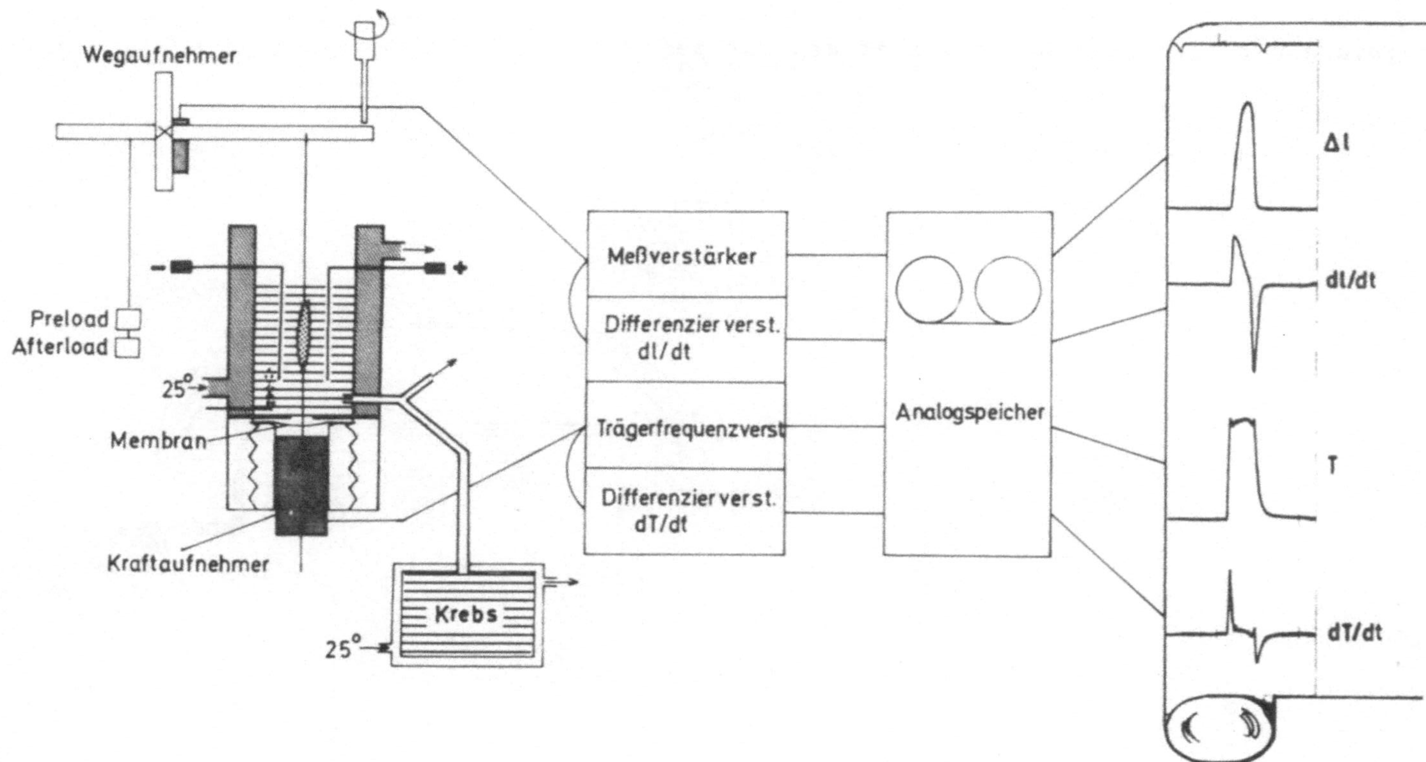

Abb. 2. Schematische Darstellung zur Registrierung der Kontraktilitätsparameter des rechtsventriculären Papillarmuskels der Katze (Einzelheiten siehe Text)

der negativen Amplitude wiederum die maximale Geschwindigkeit
des Spannungsabfalls (dT/dt_{min}) im Papillarmuskel darstellt.

Nachdem das Präparat ein konstantes Kontraktionsmuster über
mindestens 30 min gezeigt hatte, wurde mit dem eigentlichen
Versuch, nämlich der Herstellung von Dosiswirkungsbeziehungen
nach Carticain, begonnen.

3. Zur Determinierung der Einwirkung von Carticain auf die zentrale Hämodynamik des Menschen wurden 6 Patienten im Rahmen von
diagnostischen Herzkathetern untersucht. Bei allen Patienten
war aufgrund von Angina pectoris und/oder Zustand nach Myocard-
infarkt anschließend eine Ventrikulographie sowie eine selek-
tive Coronarographie vorgesehen. Keiner der untersuchten Patienten war klinisch oder röntgenologisch manifest herzinsuffi-
zient. Bei allen Patienten lag eine Einverständniserklärung
vor.

Als Prämedikation erhielten alle Patienten 10 mg Valium per os.
In Lokalanaesthesie wurde zuerst die Femoralvene punktiert und
mit der Seldinger-Technik ein Einschwemmkatheter in die Pulmo-
nalarterie vorgeschoben. Danach wurde ebenfalls mit der Seldinger-Technik die Arteria femoralis punktiert und ein Trocaflex-
Katheter in die Bauchaorta vorgeschoben. Etwa 20 min nach Ein-
legen der Katheter erfolgte die Basismessung. Registriert wurden der Pulmonalarteriendruck, der Verschlußkapillardruck sowie
der arterielle Druck in der Bauchaorta. Das Herzzeitvolumen wurde mittels der Kälteverdünnungsmethode bestimmt.

Nach der Basismessung wurde in den rechten Vorhof 100 mg Carticain injiziert. Die hämodynamischen Messungen erfolgten dann
2, 4, 6 und 10 min nach Injektion. Unmittelbar nach den Messungen in der 10. min erfolgte eine erneute Injektion von 100 mg
Carticain in den rechten Vorhof. In der 12. und 15. min erfolgten erneute Kontrollmessungen. Ab 20. min wurde eine Dauerinfusion über den rechten Vorhof mit 4 mg/min Carticain begonnen.
Diese Infusion wurde bis zur 50. min, d. h. 30 min lang, fort-
geführt. In der 25., 35. und 50. min erfolgten erneute hämo-
dynamische Messungen.

4. Die Wirkung von Carticain auf das Erregungsleitungssystem des
Menschen wurde mittels der Hisbündel-Elektrokardiographie untersucht.

Hierbei wurden 5 Patienten mit primär intaktem Erregungsüber-
leitungssystem zu Beginn einer diagnostischen Herzkatheterisie-
rung untersucht. Nach Punktion der Femoralvene wurde mit übli-
cher Technik der His-Katheter nahe der Tricuspidalklappe po-
stiert (8). Nach mehrfacher Basismessung und sicherer sowie konstanter Ableitung des intracardialen Elektrokardiogramms wurden
über die linke Vena cubitalis zunächst 100 mg Carticain injiziert. In der 1., 3., 5. und 10. min nach Injektion erfolgte
eine Kontrollmessung des AH-Intervalls sowie des HV-Intervalls.
Unmittelbar nach der Messung in der 10. min erfolgte über die
gleiche Vene eine erneute Injektion von 100 mg Carticain. Danach folgten wieder Kontrollmessungen in der 11., 13., 15. und
20. min nach Injektion.

5. Bei weiteren 5 Patienten wurde die Sinusknotenerholungszeit
bestimmt, indem man in Zehnerstufen (von 90 bis 150/min) den
rechten Vorhof elektrisch stimulierte. Nach 2-minütiger Stimu-
lationsperiode wurde die Zeit bis zum Wiedereinsetzen der spontanen Erregung bestimmt. Alle Patienten wiesen primär eine nor-
male Sinusknotenerholungszeit bei allen Frequenzen auf. Im An-
schluß an die jeweilige Basismessung wurden über die Cubitalvene jeweils 200 mg Carticain als Bolus injiziert. Danach wurde
die Sinusknotenerholungszeit bei den gleichen Frequenzen über-
prüft.

Ergebnisse und Diskussion

1. In Abb. 3 sind die an der Rattenaorta erzielten Ergebnisse
graphisch zusammengefaßt. Während die linke Seite der Abb. die
Wirkung von Ultracain auf die Spannung der polarisierten sowie
depolarisierten Rattenaorta widerspiegelt, zeigt die rechte
Seite der Abbildung die Effekte von Lidocain unter gleichen
Versuchsbedingungen.

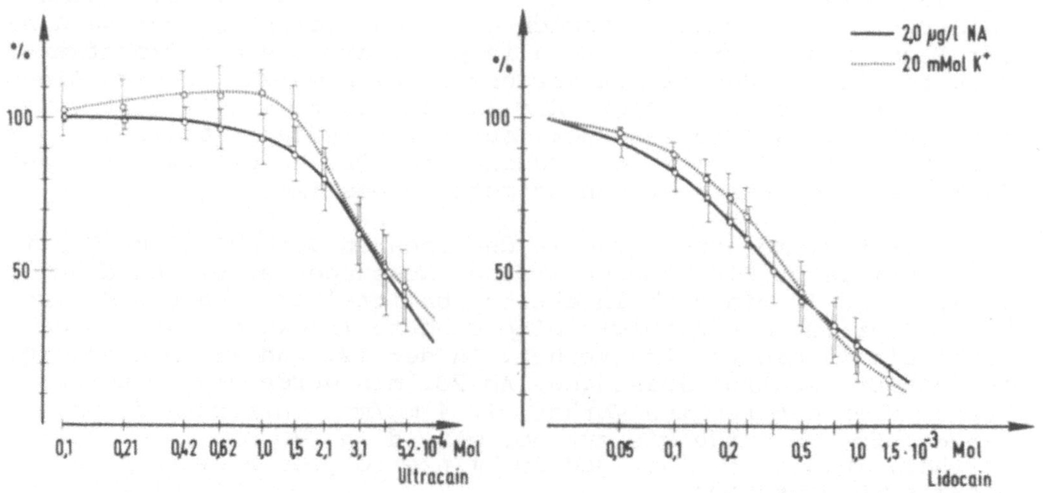

*Abb. 3. Prozentuale Änderungen der Spannung von Aorten-Präparaten
unter dem Einfluß von Ultracain bzw. von Lidocain sowohl im polarisierten (durchgezogene Linien) als auch im depolarisierten Zustand (gestrichelte Linien)*

Ultracain bewirkt eine Spannungsabnahme der mit 2,0 µg/l Noradrenalin aktivierten Aortenpräparate erst in sehr hohen Konzentrationen von über 10^{-4} Mol. Die relaxierende Wirkung von Lidocain liegt in der gleichen Größenordnung, der Kurvenverlauf ist
nur etwas anders, jedoch nicht signifikant unterschiedlich. Die
relaxierende Wirkung wird bei beiden Substanzen durch vorherige
Depolarisation der Präparate mit 30 mMol Kaliumchlorid nicht signifikant beeinflußt, der Kurvenverlauf bleibt praktisch identisch.

In Analogie zu den Ergebnissen, die wir bei weiteren antiarrhythmisch wirkenden Substanzen erzielt haben (6) ist der Schluß er-

laubt, daß Carticain offensichtlich wie Lidocain den Calciumein-
fluß in die glatten Gefäßmuskelzellen, zumindest in hohen Konzentrationen, beeinflußt.

Eine ganz andere Wirkung entfalten beide Substanzen an der isolierten Portalvene der Ratte. In der Tat bis zu einer Konzentration von 2 bis 3 x 10^{-4} Mol induzieren beide Substanzen nicht
eine Relaxation sondern eine Zunahme der integrierten spontan-
mechanischen Aktivität der Portalvene (Abb. 4).

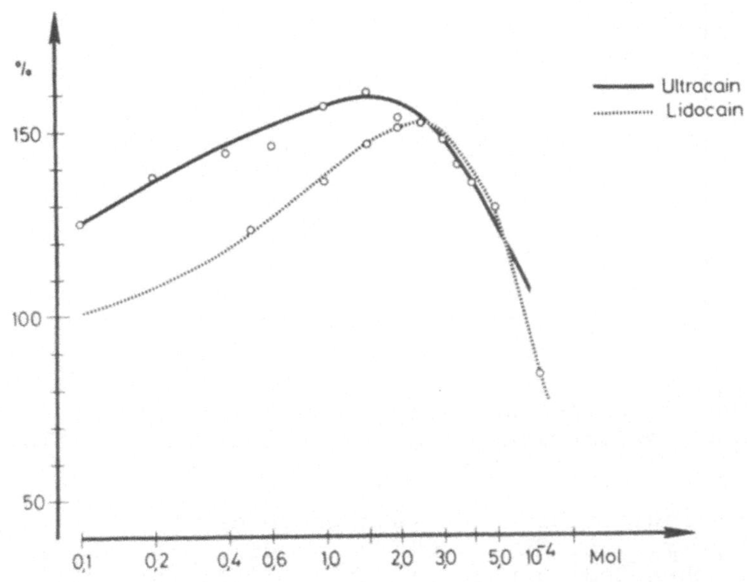

*Abb. 4. Verhalten der spontanen, integrierten mechanischen Ak-
tivität der Portalvene unter dem Einfluß von Ultracain und von
Lidocain*

Erst nach diesem Konzentrationsbereich tritt eine erneute Relaxation der Präparate ein, wobei auch bei extrem hohen Konzentrationen eine Abnahme der Spannung unter den Ausgangswert kaum
erzielt werden kann.

Die simultane Registrierung der mechanischen und der elektrischen
Aktivität zeigt nur eine geringe Zunahme der Entladungsfrequenz
bzw. der Dauer der Entladungsspikes. Ähnliche Ergebnisse konnten
wir auch nach Gabe von Procainamid sowie von Ajmalin und Ajmalin-
bitartrat erzielen (6). Demzufolge dürfte auch Carticain an der
Portalvene primär eine geringe Hemmung des Natriumeinstromes bewirken und erst in hohen Konzentrationen auch den Einwärtsstrom
von Calciumionen negativ beeinflussen.

2. Die gewonnenen Ergebnisse am <u>Papillarmuskel</u> der Katze sind
graphisch in Abb. 5 zusammengestellt.

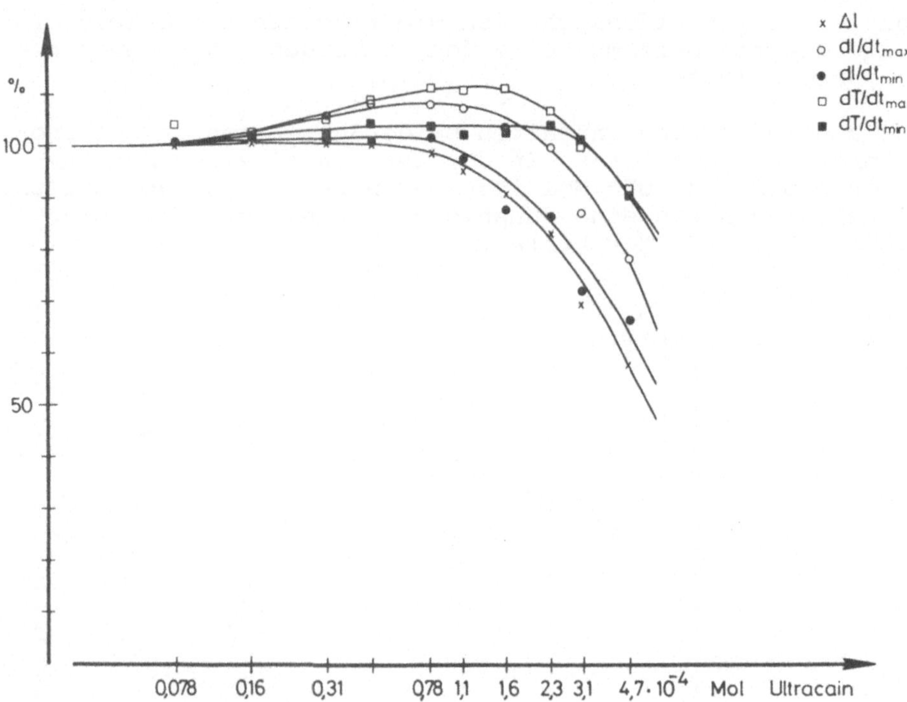

Abb. 5. Prozentuale Änderungen der Kontraktilitätsparameter des Papillarmuskels der Katze unter dem Einfluß von Carticain

Die registrierten Ausgangswerte der jeweiligen Parameter (Δ 1, dl/dt_{max}, dl/dt_{min}, dT/dt_{max}, dT/dt_{min}) wurden unter physiologischen Bedingungen gleich 100% gesetzt. Die Abbildung zeigt, daß die isotonische Kontraktionsamplitude (Δ 1) erst ab einer Konzentration von 10^{-4} Mol geringgradig abzunehmen beginnt, um dann allerdings relativ rapide weiter abzufallen, so daß bei einer Konzentration von etwa 4,7 x 10^{-4} Mol die durchschnittliche Kontraktionsamplitude auf 60% des Ausgangswertes abgefallen ist. Während die maximale isotonische Relaxationsgeschwindigkeit (dl/dt_{min}) parallel mit der isotonischen Kontraktionsamplitude prozentual abnimmt, weisen die übrigen Geschwindigkeitskontraktionsparameter eine deutliche Verschiebung nach rechts bzw. sogar eine geringe Tendenz zur prozentualen Zunahme (dl/dt und dT/dt) auf. Eine Abnahme der Kontraktionsgeschwindigkeitsparameter erfolgt erst, wenn die isotonische Kontraktionsamplitude bereits um etwa 40% des Ausgangswertes abgefallen ist.

3. Abb. 6 zeigt nunmehr den Effekt von Carticain auf die <u>zentrale Hämodynamik des wachen Menschen.</u> Es zeigt sich, daß weder die Herzfrequenz noch das Schlagvolumen noch das Herzzeitvolumen sowohl nach Bolusinjektion von jeweils 100 mg bzw. unter Infusion von 4 mg/min Carticain im Durchschnitt eine signifikante Änderung erfahren. Auch der Pulmonalarterien-Mitteldruck und der Füllungsdruck des linken Ventrikels, repräsentiert durch

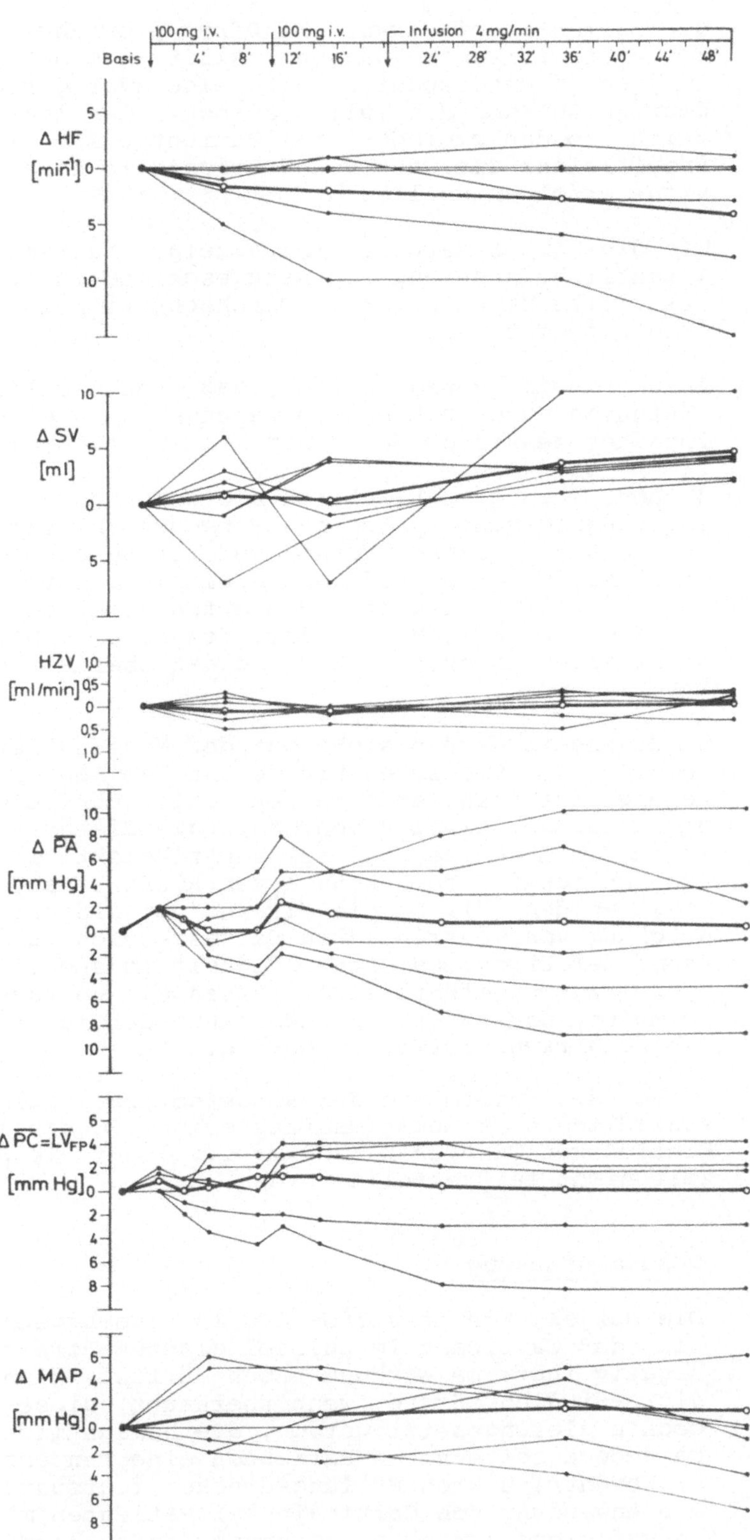

Abb. 6. Einfluß von Carticain nach Bolusinjektion bzw. unter Dauerinfusion auf die zentrale Hämodynamik des wachen Menschen

den Pulmonalkapillarverschlußdruck, erfahren im Durchschnitt
keine signifikante Änderung. Allerdings muß betont werden, daß
in 4 der 6 untersuchten Fälle eine zwar geringe, jedoch eindeutige Zunahme des Füllungsdruckes des linken Ventrikels auftritt, so daß zumindest bei Patienten mit einer manifesten Herzinsuffizienz die Gabe von Carticain in hoher Dosierung mit Vorsicht erfolgen sollte.

Wie die Abb. 6 darüber hinaus zeigt, bewirkt Carticain keine
wesentliche Änderung des nachgeschalteten Widerstandes, da der
arterielle Mitteldruck im Durchschnitt keine gerichtete Änderung aufweist.

Es darf somit gesagt werden, daß nach Carticain-Injektion bzw.
-Infusion auch in hohen Dosierungen sich eine gerichtete Änderung der zentralen Hämodynamik nicht nachweisen läßt.

4. Abb. 7 zeigt schließlich die Wirkung von Carticain auf das
Erregungsleitungssystem des Menschen. Es zeigt sich, daß die
Überleitung zwischen Vorhof und His'sche Bündel durch Carticain
praktisch nicht signifikant beeinflußt wird (A-H-Intervall).
Bei 4 der 5 untersuchten Patienten blieb die absolute Überleitungszeit praktisch konstant.' Bei einem einzigen Patienten besteht eine Tendenz zur Zunahme der Überleitungszeit von 111 auf
fast 120 msec.

Im Gegensatz dazu besteht bei der Messung der Überleitungszeit
zwischen der His'schen Brücke und dem Beginn der Ventrikeler-
regung eine abfallende Tendenz. Dies dürfte ein Hinweis sein,
daß unter dem Einfluß von Carticain die Überleitungszeit zwischen dem AV-Knoten und der Ventrikelaktivierung eher abnimmt.
Ein ähnlicher Befund konnte von ROSEN et al. für Lidocain erzielt werden (7). Da die Wirkung von Lidocain bei der Unterdrückung von ventriculären Extrasystolen zum Teil auf eine Zunahme der Erregungsgeschwindigkeit im spezifischen Reizleitungs-
system zurückgeführt wird, lassen die von uns erhobenen Befunde
vermuten, daß unter Umständen auch Carticain eine antiarrhythmische Wirkung aufweisen dürfte.

5. Bei der Bestimmung der Sinusknotenerholungszeit unter unterschiedlichen Stimulationsfrequenzen (90 bis 150/min) konnte ein
Einfluß von Carticain (200 mg i.v.) auf die Sinusknotenerholungszeit nicht festgestellt werden.

Zusammenfassung

Die dargelegten in vitro- und in vivo-Ergebnisse weisen darauf
hin, daß Carticain im physiologischen Bereich keine wesentliche
negativ inotrope Wirkung haben dürfte. In Analogie zu den in
vitro-Studien dürfte, wenn überhaupt, diese Wirkung der von Lidocain gleichgesetzt werden, die bekanntlich geringgradig ist.
Da jedoch bei einigen Patienten eine Tendenz zur Zunahme des
linksventriculären Füllungsdruckes festzustellen war, sollte
die Anwendung von Carticain bei Patienten mit manifester Herzinsuffizienz nur unter strengen Kontrollbedingungen erfolgen.

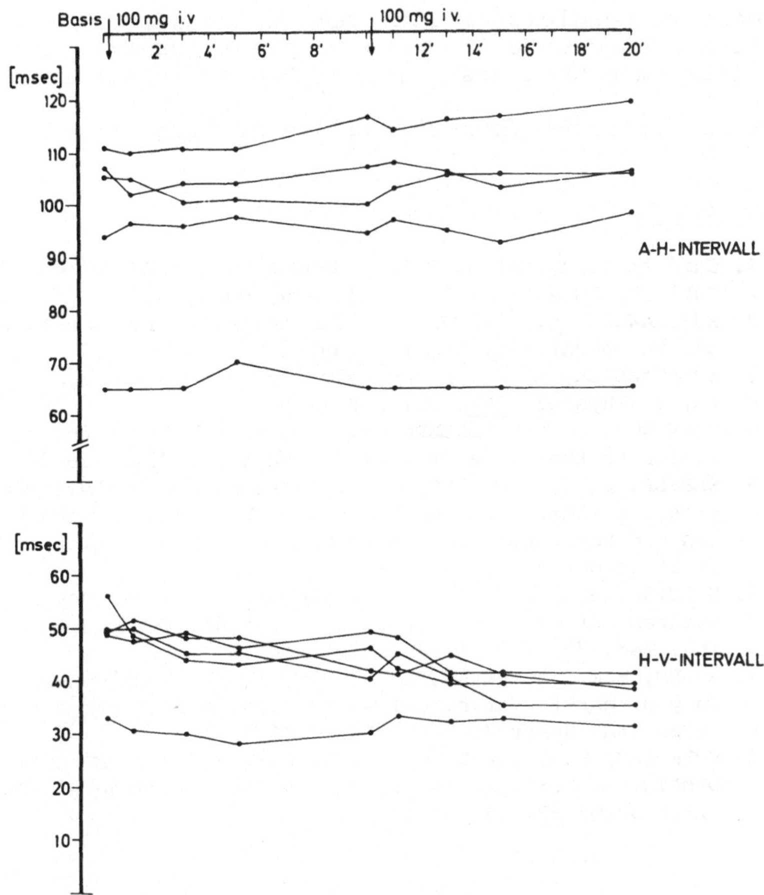

Abb. 7. Verhalten der Überleitungszeiten unter der Einwirkung von einer zweimaligen Gabe von jeweils 100 mg Carticain intravenös

Die eindeutige dilatorische Wirkung von Carticain auf den Spiralstreifen der Rattenaorta konnte in den in vivo-Untersuchungen nicht mit Sicherheit reproduziert werden. Aufgrund der gesamtregulatorischen Mechanismen ist aber eine solche Diskrepanz nicht außerordentlich. Das uneinheitliche Verhalten des Pulmonalarterien-Mitteldruckes bzw. seine große Streuung unter der Wirkung von Carticain könnte unter Umständen mit der venoconstrictorischen Wirkung dieser Substanz (allerdings nur in vitro nachgewiesen) zusammenhängen.

Carticain hat auf die Sinusknotenerholungszeit keinen Einfluß, so daß eine Unterdrückung der physiologischen Automatie unter Einwirkung von Carticain nicht zu erwarten ist.

Die mit der Hisbündel-Elektrocardiographie erzielten Ergebnisse zeigen, daß der Effekt von Carticain auf das spezifische Erregungsleitungssystem des Menschen mit der Wirkung von Lidocain zu vergleichen ist. Demzufolge wäre zu erwarten, daß Carticain eine Unterdrückung von ventriculären Extrasystolen vor allem im Rahmen des frischen Myocardinfarktes bewirken könnte.

Eine kritische Überprüfung dieser Frage scheint sinnvoll.

Literatur

1. Cardiac arrhythmias: Edit.: SANDOE, E., FLENSTED-JENSEN, E., OLESEN, K.H., Publ. by AB Astra, Södertälje Schweden.
2. MUSCHAWECK, R., RIPPEL, R.: Ein neues Lokalanästhetikum (Carticain) aus der Thiophenreihe. Prakt. Anästh. $\underline{9}$, 135-146 (1974).
3. SONNENBLICK, E. H.: Force-velocity relation in mammalian heart muscle. Am. J. Physiol. $\underline{202}$, 931-939 (1962).
4. BIAMINO, G., KRUCKENBERG, P.: Synchronization and conduction of excitation in the rat aorta. Am. J. Physiol. $\underline{217}$, 376-382 (1969).
5. WESSEL, H. J., BIAMINO, G.: Untersuchungen mittels mehrerer beweglicher Pressure-Elektroden über Potentialableitungen, Schrittmachereigenschaften und Erregungsausbreitung wie deren Korrelation zur Mechanischen Aktivität an der Ratte in vitro. Im Druck.
6. BIAMINO, G., NÖRING, J.: Direkte Wirkung antiarrhythmisch wirkender Substanzen auf den Tonus isolierter Gefäße. Verhdlg. d. Deutschen Ges. f. Inn. Med. $\underline{82}$, 1090-1094 (1976).
7. ROSEN, M.R., HOFFMANN, B.F., WIT, A.L.: Electrophysiology and pharmacology of cardiac arrhythmies. V. Cardiac antiarrhythmic effect of lidocaine. Am. Heart J. $\underline{89}$, 526-536 (1975).
8. SCHERLAG, B. J., LAU, S. H., HELFANT, R. H., BERKOWITZ, W. D., STEIN, E., DAMATO, A. N.: Catheter Technique for Recording His Bundle Activity in Man. Circulation $\underline{39}$, 13-18 (1969).

STRASSER: Von den sehr interessanten Ergebnissen, die uns Herr
BORCHARD mitgeteilt hat, möchte ich noch einmal auf das bemer-
kenswerte Phänomen hinweisen, daß die höchsten Konzentrationen
des Lokalanaestheticums in der fetalen Leber gefunden werden.
Die von der Mutter auf den Feten übertretenden Medikamente passieren aufgrund der Besonderheiten des fetalen Kreislaufs zum
größten Teil zunächst die fetale Leber. Der tierexperimentell
nachgewiesene enterohepatische Kreislauf für Lokalanaesthetica
ist ein weiterer Grund für die Anreicherung in der Leber. In
diesem Vorgang könnte ein Schutzmechanismus gleichsam im Sinne
einer Filterfunktion gesehen werden.

GREEF: Ich habe noch eine Frage bezüglich der Toxizität von
Carticain: Treten cerebrale Krämpfe infolge hoher Blutspiegel-
konzentration in ähnlicher Weise auf wie bei anderen Lokalanaesthetica? Ich möchte diese Frage an Herrn MUSCHAWECK richten.

MUSCHAWECK: Zentrale Krämpfe treten bei Carticain infolge zu
hoher Konzentration im Blut genauso auf wie bei anderen Lokalanaesthetica. Ebenso sind diese Krämpfe durch Barbituratgaben
therapeutisch zu beeinflussen.

GREEF: In diesem Zusammenhang scheint also die hohe Eiweißbindungskapazität von Carticain keine entscheidende Bedeutung zu
haben.

II. Carticain für die Leitungsanaesthesie in der Geburtshilfe

Placenta-Passage, feto-maternale Blutspiegelquotienten und der Einfluss von Lokalanaesthetica auf den Fetus und das Neugeborene

H. Albrecht

Lokalanaesthetica lassen sich nach wenigen Minuten unabhängig
von der mütterlichen Applikationsart im Blut des Feten nachweisen. Der Zustand des Neugeborenen nach der Geburt ist in der
Regel sehr gut. Wie gefährlich jedoch die Lokalanaesthetica
sein können, zeigten 50 in der Literatur bekannt gewordene perinatale kindliche Todesfälle, die mit ziemlicher Sicherheit
durch Lokalanaesthetica bei toxischer Einwirkung auf das fetale
Myocard nach Paracervikalblockade verursacht wurden (4, 5). Der
Übergang von Lokalanaesthetica auf den Feten, die Verteilung,
Ausscheidung und letztlich der Einfluß der Lokalanaesthetica
auf das Neugeborene hängt von mütterlichen, placentaren und
fetalen Faktoren ab. Mutter, Fetus und Placenta bilden eine
Einheit (Tabelle 1).

Tabelle 1. Einfluß von Lokalanaesthetica
auf den Fetus und das Neugeborene

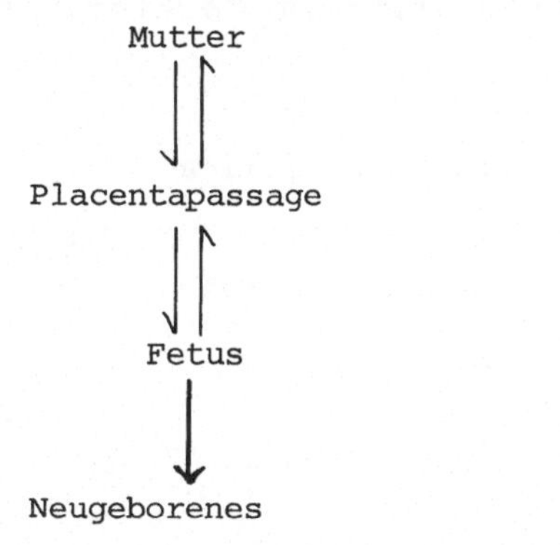

Mütterliche Faktoren

Zu den mütterlichen Faktoren zählen die bekannten physiologischen und pathophysiologischen Veränderungen in der Schwangerschaft und unter der Geburt (Tabelle 2). Die Verteilung und Konzentration der freien Lokalanaesthetica im intervillösen Raum
wird bestimmt durch ein Gleichgewicht zwischen Aufnahmerate,
abhängig von der Art und Menge der Verabreichung, der Aufnahme
in das mütterliche Gewebe, der Herz- und Kreislaufsituation, insbesondere des uterinen Blutflusses, der Plasmaproteinbindungskapazität, der Metabolisierungsrate und der Ausscheidung. Von
der Plasmaproteinbindungskapazität hängt es ab, wieviel freie
ungebundene Lokalanaestheticamoleküle für die Placenta-Passage

Tabelle 2. Placentapassage von Lokalanaesthetica

A. Mütterliche Faktoren

---

1. Physiologische und pathophysiologische Veränderungen, Schwangerschaft und Geburt

   a) Cardiovasculär
   b) Atmung
   c) Stoffwechsel
   d) Ausscheidung
   e) Medikamentenempfindlichkeit
   f) Geburt

2. Art der Verabreichung und Aufnahmerate

3. Verteilung bei der Mutter

   a) Uteriner Blutfluß
   b) Proteinbindungskapazität
   c) Metabolismus und Ausscheidung

---

zur Verfügung stehen. Die Proteinbindungskapazität ist mit 95%
bzw. 94% am höchsten beim Bupivacain und Etidocain. Eine Mittel-
stellung nimmt das Mepivacain mit 65% ein, am geringsten ist
sie beim Lidocain mit 56% (Tabelle 3). Beim Carticain beträgt
sie über 90%.

Tabelle 3. Eigenschaften verschiedener Lokalanaesthetica

	MW (Base)	Ionisation %	Proteinbindung maternal	fetal	Fettlöslichkeit
Mepivacain (Scandicain)	246	61	65%	–	+
Lidocain (Xylocain)	234	75	56%	24%	++
Bupivacain (Carbostesin)	288	83	95%	66%	+++
Etidocain (Durenest)	276	61	94%	–	++++

Passage der Placenta-Membranschranke

Die Passage von Partikeln über die Placentamembran erfolgt entweder durch passive Stoffbewegung, d. h. einfache Diffusion
oder Penetration, oder als aktiver Stofftransport über enzyma-
tische Prozesse. Die Placenta-Passage von Lokalanaesthetica erfolgt durch einfache Diffusion. Die Diffusion hängt ab vom Molekulargewicht, dem Ionisationsgrad, der Fettlöslichkeit, dem
Konzentrationsgradienten, der Placenta-Austauschfläche, der Mem-
brandicke und dem maternen uterinen und fetalen umbilicalen

Blutfluß (Tabelle 4). Die Molekulargewichte liegen bei den Lokalanaesthetica zwischen 246 und 355. Medikamente mit einem Molekulargewicht unter 600 diffundieren die Placentamembran in der Regel sehr gut. Undissoziierte und wenig ionisierte Lokalanaesthetica passieren leichter, ionisierte dagegen schwerer die Placentamembran. Der Ionisationsgrad liegt beim Bupivacain bei 83%, beim Lidocain bei 75%, beim Mepivacain bei 61%. Die Placentamembran ist als eine Lipoidschranke anzusehen, d. h., Lokalanaesthetica mit einer hohen Fettlöslichkeit werden schneller passieren als Lokalanaesthetica mit einer niedrigen Fettlöslichkeit, trotz eines niedrigen Ionisationsgrades. Die Fettlöslichkeit ist am besten für das Etidocain und das Bupivacain, weniger gut für das Lidocain und das Mepivacain (Tabelle 3).

Tabelle 4. Placentapassage von
Lokalanaesthetica

B. Placentare Faktoren

1. Medikamentendiffusion

   a) Molekulargewicht
   b) Ionisationsgrad
   c) Fettlöslichkeit

2. Uteriner Blutfluß

3. Umbilicaler Blutfluß

Fetale Blutspiegel

Unabhängig ob ein Lokalanaestheticum caudal, epidural, paracervical oder bei Pudendusblock der Mutter appliziert wird, ist es je nach Dosierung und Vascularisierung des Applikationsgebietes nach 3 - 5 min im fetalen Blut nachweisbar. Die schnelle Passage läuft zeitlich mit einer schnellen Verteilung der Lokalanaesthetica in den gut durchbluteten Organen insbesondere der fetalen Leber, Herz und Gehirn einher (4). Die Höhe der mütterlichen und fetalen Blutspiegel und die Blutspiegelquotienten sind für das Mepivacain, Lidocain, Carticain und Bupivacain in der Tabelle 5 zusammengefaßt worden.

Fetale Organverteilung

MORISHIMA et al. (7) fanden bei Untersuchungen am Meerschweinchen für das Etidocain niedrigere feto-maternale Quotienten als für das Lidocain. Es zeigte sich jedoch, daß die Aufnahmerate für das Etidocain in das fetale Gewebe insbesondere in den Herzmuskel, das Gehirn und das Leberparenchym wesentlich höher ausfiel als beim Lidocain. Beide Substanzen gehen wahrscheinlich im gleichen Maße auf den Feten über, aber mit dem Unterschied, daß das Etidocain durch eine höhere Lipidlöslichkeit schneller im Gewebe verschwindet. Diese Untersuchungen zeigen, daß weder

Tabelle 5. Mütterliche und fetale Blutspiegel von Lokalanaesthetica
bei Katheter-Epiduralanaesthesie

µg/ml	Mepivacain (Scandicain)	Lidocain (Xylocain)	Carticain (Ultracain)	Bupivacain (Carbostesin)
Mutter (venös)	2,89	2,30	0,63	0,41
Fetus (Nabelvene)	1,84	1,17	0,23	0,11
UV/M Ratio	0,64	0,52	0,32	0,27

Nach BROWN et al. (3), SCANLON et al. (10), STRASSER et al. (11)

die fetalen Blutspiegel den einzigen Maßstab für die Placenta-
Passage darstellen, noch daß die Proteinbindungskapazität allein
ein limitierender Faktor ist (8).

Tabelle 6. Placentapassage von Lokalanaesthetica

C. Fetale Faktoren
1. Herz- und Kreislauf
a) Organ- und Gewebedurchblutung
2. Proteinbindungskapazität
3. Fettlöslichkeit
4. Gewebepermeabilität und Affinität
5. Metabolisierung
6. Ausscheidung, Fruchtwasser

Für die Verteilung und Wirkung der Lokalanaesthetica nach der
Placenta-Passage müssen noch die in Tabelle 6 angeführten fetalen Faktoren berücksichtigt werden. 70 - 85% des Nabelvenenblu-
tes perfundieren das Leberparenchym. So wird ein großer Teil des
Lokalanaestheticums in der Leber absorbiert, konzentriert und
z. T. metabolisiert. Durch den Blutzufluß aus dem Darm und dem
Extremitätengebiet tritt in der Vena cava inferior ein zusätz-
licher Verdünnungseffekt auf, der im rechten Vorhof durch den
Blutzufluß der Vena cava superior noch verstärkt wird. Blutspiegel der Lokalanaesthetica, die im Bereich des linken Ventrikels
vorgefunden werden, repräsentieren die Konzentration im Herzmuskel und im Gehirn (2). Die Antwort des Feten auf die Gabe von
Lokalanaesthetica an die Mutter hängt in erster Linie von der
Konzentration im zentralen Nervensystem und im fetalen Myocard
ab, die Eindringrate im Gehirn insbesondere von der Lipoidlös-
lichkeit, da sich die Blut-Hirn-Schranke wie eine Lipoidmembran
verhält. Folgen der direkten Einwirkung auf das fetale Myocard

können je nach Dosierung und Höhe der Blutspiegel eine Bradycardie, ein Abfall des systolischen Blutdruckes, eine Verminderung der cardialen Auswurfleistung und eine Erniedrigung des
umbilicalen Blutflusses bis zu durchschnittlich 17% sein (6).
Hypoxie und Abfall der pH-Werte sind die Folge. Der Blutfluß
wird dadurch weiter erniedrigt und weniger Lokalanaesthetica
werden auf diese Weise an die Mutter zurückgegeben. Es entwickelt sich ein Circulus vitiosus, zentrale fetale Störungen,
wie z. B. respiratorische Störungen und Tachycardien, sind zusätzlich zu den myocardialbedingten Störungen die Folge. Klinisch entsteht das Bild der intrauterinen Asphyxie, dem fetal
distress, erkennbar an den Decelerationen und Bradycardien und
an den pathologischen Säurebasenwerten des Feten und Neugeborenen.

Einfluß auf das Neugeborene

Es bleibt die entscheidende Frage, wie die Lokalanaesthetica
das Neugeborene beeinflussen. Dies hängt wiederum von zahlreichen schon genannten Faktoren, z. B. Proteinbindungskapazität
und Fettlöslichkeit ab, aber auch von den physiologischen und
pathophysiologischen Veränderungen des Neugeborenen, z. B. dem
pH-Wert und natürlich in erster Linie von der Menge der über-
getretenen Lokalanaesthetica (Tabelle 7).

Tabelle 7. Placentapassage von Lokalanaesthetica

D. Faktoren beim Neugeborenen

1. Physiologische und pathophysiologische
   Veränderungen

   a) Kreislauf
   b) Atmung
   c) Temperatur

2. Metabolismus

   a) Kapazität des hepatischen Enzymsystems
   b) Enzyminduktion

3. Ausscheidung

4. Einfluß auf das Neugeborene

   a) Apgar-Score
   b) Säurebasenhaushalt
   c) Neurophysiologisches Verhalten

Die Proteinbindungskapazität ist beim Neugeborenen genauso wie
beim Feten generell niedriger als beim Erwachsenen. Für das Lidocain und für das Mepivacain konnte eine Metabolisierung in
der Leber nachgewiesen werden. Generell ist die Metabolisierungs-

rate in der Leber des Neugeborenen jedoch geringer als beim Erwachsenen. BROWN et al. (3) konnten nach 24 Std noch meßbare Blutspiegel im Fersenblut von 0,02 µg/ml für das Lidocain und das Mepivacain nachweisen. Dabei fielen die durchschnittlichen Konzentrationen von Mepivacain höher aus als beim Lidocain. Die Halbwertzeit für das Lidocain nach der Geburt liegt bei 3 Std, die für das Mepivacain bei 9 Std. Für das Bupivacain konnten SCANLON et al. (9, 10) diesen Nachweis nicht führen.

Der Einfluß von Lokalanaesthetica auf das Neugeborene läßt sich nur bedingt durch die Apgarwerte und den Säurebasenhaushalt messen. Neuerdings konnte durch eine Verbesserung neurophysiologischer Untersuchungstechniken die Aussage über das Verhalten und die Entwicklung des Neugeborenen verbessert werden. SCANLON et al. (9, 10) untersuchten den Einfluß des Lidocains und des Mepivacains bei Katheter-Periduralanaesthesie auf das neurophysiologische Verhalten im Blindversuch. Während beim Lidocain die Reflextätigkeit, der allgemeine Körpertonus und die Muskelspannung herabgesetzt waren, konnten nach Bupivacain keine Störungen im neurophysiologischen Verhalten des Neugeborenen gefunden werden.

Das Fehlen dieser Störungen wird beim Bupivacain durch das sehr schnelle Verschwinden im Gewebe, bedingt durch die hohe Fettlöslichkeit und den damit fehlenden Einfluß auf die neuromusculären Synapsen erklärt. Ob die Lokalanaesthetica auch einen Einfluß auf die spätere Entwicklung des Neugeborenen haben können, ist fraglich und bis jetzt völlig offen.

In der Universitäts-Frauenklinik Düsseldorf wurden in der Zeit von 1973 - 1976 2.200 Katheter-Periduralanaesthesien mit Bupivacain ohne Epinephrin durchgeführt. Kindliche Todesfälle und auffällige neurologische Veränderungen an Neugeborenen konnten im Zusammenhang mit der Katheter-Periduralanaesthesie mit Bupivacain nicht beobachtet werden. Ein Vergleich von zwei Normalkollektiven mit und ohne Periduralanaesthsie bei normalem Schwangerschafts- und Geburtsverlauf zeigte keinen Unterschied bezüglich der Verteilung der 1-Minuten-Apgar-Werte, der Nabelarterien-pH-Werte und der Anpassungsstörungen des Neugeborenen in den ersten 7 Lebenstagen, bestimmt durch einen Neugeborenen-Index, der die pädiatrisch-neurologischen Untersuchungen am 1. und 7. Tag berücksichtigt (1) (Abb. 1). Das bedeutet, ein Einfluß des Bupivacains bei Katheter-Periduralanaesthesie auf das Neugeborene in den ersten 7 Tagen konnte nicht festgestellt werden.

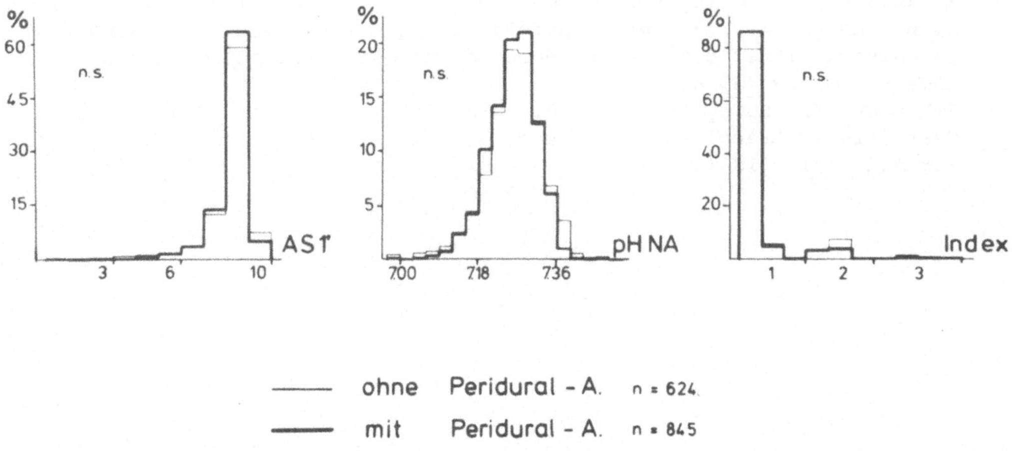

Abb. 1. Häufigkeitsverteilung der Ein-Minuten-Apgar-Werte (AS 1), der Nabel-Arterien-pH-Werte (pHNA) und der Neugeborenenindices (Index) bei einem Normalkollektiv ohne und mit Periduralanaesthesie

Literatur

1. ALBRECHT, H., STRASSER, K.: Einfluß der Katheter-Periduralanaesthesie auf die Dauer der Austreibungsperiode, vaginal-operative Entbindungsfrequenz und den Neugeborenenzustand. In: HUSSLEIN, H. (Hrsg.): Gynäkologie und Geburtshilfe 107. München: Egermann 1977.
2. BONICA, J. J.: Obstetric Analgesia and Anesthesia. Berlin, Heidelberg, New York: Springer 1972.
3. BROWN, W. U., BELL, G. C., LURIE, A. O., WEISS, J. B., SCANLON, F. W., ALPER, M. H.: Newborn blood levels of lidocaine and mepivacaine in the first day of age following maternal epidural anesthesia. Anesthesiology 42, 698 (1975).
4. FINSTER, M.: Toxicity of local anesthetics in the fetus and the newborn. In: DUDENHAUSEN, J. W., SALING, E., SCHMIDT, E. (Hrsg.): Perinatale Medizin, Bd. VI, 103. Stuttgart: Thieme 1975.
5. FINSTER, M., MORISHIMA, H. O., BOYES, R. N., COVINO, B. G.: The placental transfer of lidocaine and its upstake by fetal tissues. Anesthesiology 36, 159 (1972).
6. HEYMANN, M. H.: Effects of local anesthetic agents on the fetal circulation. In: DANCIS, J., HWANG, J. C. (Hrsg.): Perinatal pharmacology, problems and priorities. New York: Raven Press 1974 (S. 103)

7. MORISHIMA, H. O., FINSTER, M., PEDERSEN, H., BOYES, R. N., COVINO, B. G.: Placental transfer and tissue distributions of etidocaine and lidocaine in guinea pigs. Abstr. of Scient. Paper, A.S.A. Annual Meeting, pp. 83-84 (1975b).
8. PEDERSEN, H., FINSTER, M.: Placenta-Passage von Anaesthetika und ihr Einfluß auf den Fetus und das Neugeborene. Gynäkologe 9, 188 (1976).
9. SCANLON, J. W., BROWN, W. U., WEISS, J. B., ALPER, M. H.: Neurobehavioral responses of newborn infants after maternal epidural anesthesia. Anesthesiology 40, 121 (1974).

10. SCANLON, J. W., OSTHEIMER, G. W., LURIE, A. O., BROWN, W. U., WEISS, J. B., ALPER, M. H.: Neurobehavioral responses and drug concentrations in newborns after maternal epidural anesthesia with bupivacaine. Anesthesiology 45, 400 (1976).
11. STRASSER, K., HUCH, A., HUCH, R., UIHLEIN, M.: Plazenta-Passage von Carticain (Ultracain), einem neuen Lokalanaesthetikum. Z. Geburtsh. u. Perinat. 181, 118 (1977).

Paracervicalblockade mit Carticain im Vergleich zu Bupivacain bei Anwendung der Einzelinjektion und der Kathetermethode

M. Jägerhorn

Die Paracervicalblockade wurde seit 1965 zur Schmerzlinderung auf der Abteilung für Gynäkologie und Geburtshilfe in Wäster- vik, Schweden, angewandt. Bis heute wurden ungefähr 5000 Pati- entinnen mit dieser Methode behandelt und über die Ergebnisse wurde von verschiedenen Verfassern berichtet (3, 4, 5, 6, 7, 9). Alle Kinder mit Bradycardie nach Paracervicalblockade wurden in der Kinderklinik Wästervik einer somatischen und psychologischen Nachuntersuchung im Alter von 4 bis 7 Jahren unterzogen, wobei keine Störungen im Vergleich mit der Kontrollgruppe gefunden wurden (8).

Während der letzten drei Jahre haben ungefähr 50% aller Mütter eine Paracervicalblockade erhalten. Das veranschaulicht, welch wichtige Rolle diese Methode für die Schmerzlinderung während der Geburt in unserer Klinik spielt. Wir haben uns bemüht, die Paracervicalblockade sicherer zu machen, und richten uns dabei nach folgenden Grundregeln (7):

1. Niedrige Dosis. 25% der Maximaldosis sollte pro Blockade nicht überschritten werden.

2. Das Anaestheticum sollte möglichst an zwei verschiedenen bilateralen, paracervicalen Lokalisationen eingeführt werden.

3. Die Injektionstiefe sollte 3 mm nicht überschreiten.

In den letzten Jahren wurde als Lokalanaestheticum vorwiegend Bupivacain angewandt. Wir haben es deshalb in der vorliegenden Arbeit als Referenzpräparat gewählt.

Patientengut und Methodik

Die Paracervicalblockade wurde 71 Frauen zur Geburtserleichte- rung verabreicht. Insgesamt wurden 170 Blockaden bei 38 Erst- und 33 Mehrgebärenden durchgeführt. Ein neues Lokalanaestheti- cum aus der Thiophen-Reihe, Carticain, wurde angewandt und mit Bupivacain verglichen (Tabelle 1). Eine besondere Gruppe von 10 Patientinnen und deren Neugeborene wurden in bezug auf die Carticain-Konzentration, den Säure-Basen-Haushalt und das Milch- säureniveau untersucht. Als Kontrollgruppe dienten 10 gesunde Patientinnen ohne geburtshilfliche Komplikationen.

In der gleichen Untersuchungsserie wurde ein neuer Katheter, der sogenannte Umbrella-Katheter, für die kontinuierliche Para- cervicalblockade erprobt. Dieser Katheter wurde für eine maxi-

Tabelle 1. Techniques used for paracervical blocks in 71 patients (controlled study)

Anaesthetic agent	Total no. of paracervical blocks	No. of blocks with Kobak needle	No. of blocks with Umbrella catheter	No. of patients
Carticaine 1% plain	13	13	0	
Carticaine 1% 1 : 400,000	15	15	0	
Carticaine 1% 1 : 200,000	9	9	0	40
Carticaine 2% 1 : 400,000	52	23	29	
Carticaine 2% 1 : 200,000	12	12	0	
Marcaine 0.25% plain	6	4	2	31
Marcaine 0.25% 1 : 400,000	63	22	41	
Total	170	98	72	71

Anaesthetic solutions used in the series with respect to the different techniques (Kobak and Umbrella-catheter)

male Injektionstiefe von 3 mm entwickelt, um eine gefäßnahe Applikation des Lokalanaestheticums zu vermeiden (7). Er wurde in 31 Fällen eingesetzt, während bei den restlichen 40 Fällen die Kobak-Kanüle verwandt wurde. Sämtliche Patientinnen wurden elektronisch mit einem Cardiotokographen überwacht (Corometrics 101 B Fetal Monitor).

Ergebnisse und Diskussionen

Beeinflussung der Uterusaktivität

Weder durch Carticain noch durch Bupivacain konnte eine signifikante Beeinflussung der Uterusaktivität, gemessen in Montevideoeinheiten und "pressure areas", gefunden werden, außer, wenn zusätzlich Adrenalin hinzugefügt wurde. Diese Ergebnisse stimmen gut mit denen anderer Verfasser überein (2, 11, 12, 13).

Analgetische Wirkung

Nach unseren Erfahrungen haben 0,25%iges Bupivacain und 1%iges Carticain eine gleichstarke analgetische Wirkung, wobei die Toxizität des Carticains nur 1/5 von Bupivacain beträgt (1). Die Wirkungsdauer dagegen war bei Bupivacain signifikant verlängert (p < 0,001) (Tabelle 2).

Blutspiegelkonzentrationen

Der höchste Carticain-Spiegel im peripheren Blut (Cubitalvene) nach Paracervicalblock wurde durchschnittlich innerhalb 16,0 Minuten mit einer Streubreite zwischen 10 und 20 Minuten erreicht. Carticain verhält sich diesbezüglich wie vergleichbare Lokalanaesthetica vom Amidtyp. Nach einer einmaligen Injektion wurden große Unterschiede zwischen den verschiedenen mütterlichen Serumkonzentrationen gemessen. Der Mittelwert betrug 1,06 mcg/ml, die Streubreite 0,31 - 1,83 mcg/ml. Zum Zeitpunkt der Geburt betrug der mittlere mütterliche Blutspiegel 1,77 mcg/ml mit einer Streubreite von 0,23 - 3,72 mcg/ml. Zum Zeitpunkt der Geburt war der Mittelwert der Kinder 0,13 mcg/ml im Nabelschnurarterienblut mit einer Streubreite von 0,01 - 0,48 mcg/ml und im Nabelschnurvenenblut 0,24 mcg/ml mit einer Streubreite von 0,01 - 0,64 mcg/ml. 30 min nach der Geburt waren die Werte unter dem meßbaren Niveau. Bei den Müttern war der Mittelwert 30 Minuten nach der Geburt dagegen 0,95 mcg/ml mit einer Streubreite von 0,17 - 3,20 mcg/ml. Der feto-maternale Quotient betrug 0,33 und stimmt damit mit den Ergebnissen bei der Periduralanaesthesie überein (10).

Carticain
mcg/ml
4,00
3,80
3,60
3,40
3,20
3,00
2,80
2,60
2,40
2,20
2,00
1,80
1,60
1,40
1,20
1,00
0,80
0,60
0,40
0,20
0
−50
−40
−30
−20
−10
P
+10
+20
+30
min
PCB
The mother of the bradycardic infant

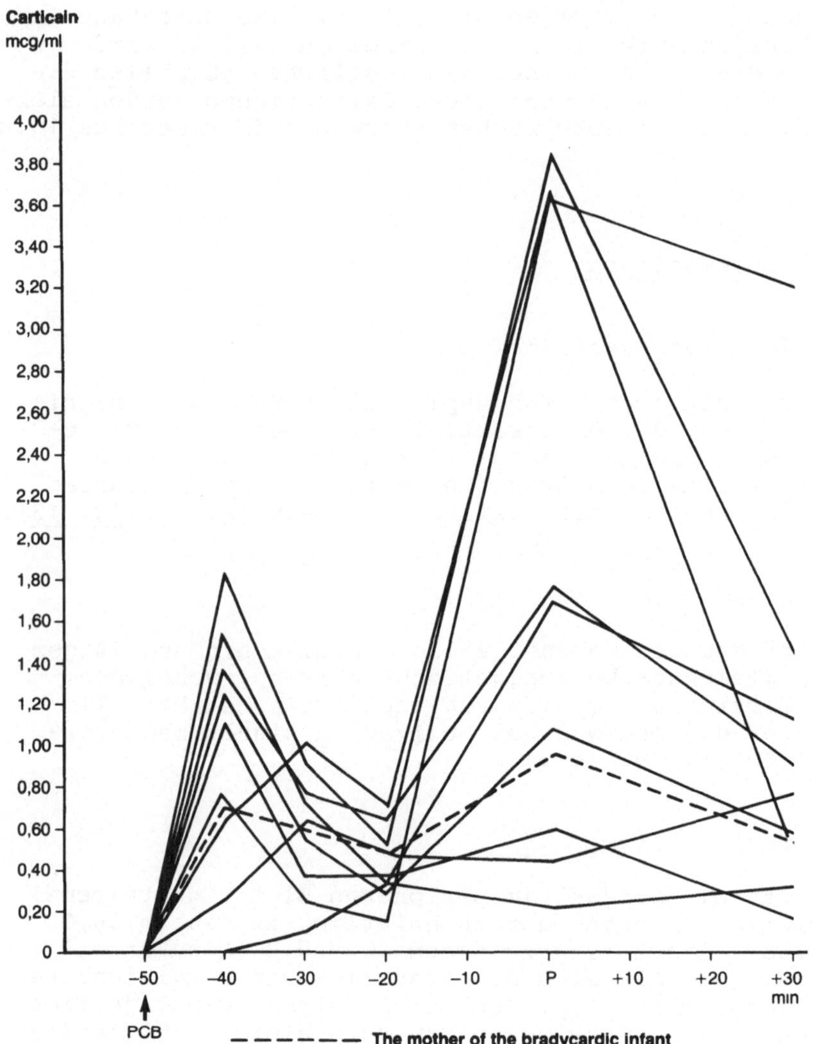

Abb. 1

Carticain
mcg/ ml
1,00
0,90
0,80
0,70
0,60
0,50
0,40
0,30
0,20
0,10
0
P
+10
+20
+30 min.
The bradycardic infant

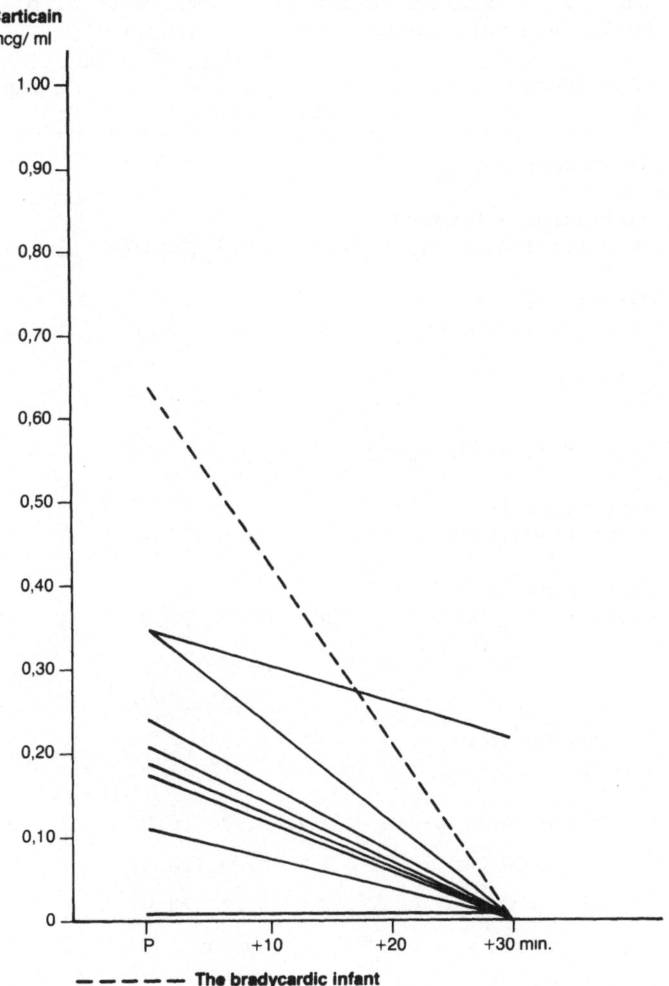

Abb. 2

Tabelle 2. Duration of action in paracervical blocks: differences between nulli- and multiparous in minutes (s.d.)

Anaesthetic agent	Nulliparous		Multiparous		p-value (↔)
	No.	Duration	No.	Duration	
Technique:					
Carticaine – Umbrella 2% w adr 1:400,000	12	57.3 (22.0)	3	36.0 (12.0)	NS
Carticaine – Kobak 2% w adr 1:400,000	16	64.0 (18.9)	1	42.0 (–)	–
p ↕		NS			
Conc of anaesth. agent:					
Carticaine 1% w adr 1:400,000	6	73.0 (16.4)	7	58.3 (11.9)	NS
Carticaine 2% w adr 1:400,000	28	61.1 (20.3)	4	37.5 (10.2)	< 0.05
p ↕		NS		< 0.05	
Vasoconstrictor effect:					
1) Carticaine 1% plain	5	36.2 (19.9)	7	25.4 (8.8)	NS
2) " 1% 1:400,000	6	73.0 (16.4)	7	58.3 (11.9)	NS
3) " 1% 1:200,000	4	37.3 (23.9)	4	54.3 (17.7)	NS
p ↕ 1 vs 2		< 0.05		< 0.05	
1 vs 3		NS		< 0.05	
		< 0.05		NS	
Comparison btw agents:					
Carticaine	49	58.1 (21.4)	24	43.8 (15.9)	< 0.01
Bupivacaine	27	89.8 (33.6)	19	67.1 (31.6)	< 0.05
p ↕		< 0.001		< 0.001	

Nebenwirkungen

Trotz der verhältnismäßig hohen Serumkonzentrationen traten bei den Müttern keine Allgemeinsymptome oder Nebenwirkungen auf. Die Nebenwirkungen bei den Feten waren Bradycardie und Decelerationsmuster (Dip. II), welche in den beiden Präparatgruppen keinen signifikanten Häufigkeitsunterschied zeigten (Tabelle 3). Die Bradycardien traten in 5%, Decelerationen in 6% aller Fälle

Tabelle 3. Fetal complications

Anaesthetic agent	No. of brady-cardias	%	No. of decele-rations	%	No. of tachy-cardias	%	No. of PCB
Bupivacaine-Kobak	2	10.5	O	O	O	O	19
Bupivacaine-Umbrella catheter	1	2.4	1	2.4	1	2.4	42
Carticaine-Kobak	3	4.4	4	5.9	4	5.9	68
Carticaine-Umbrella catheter	1	5.3	4	21.O	1	5.3	19
Total	7	4.7	9	6.1	6	4.1	148

auf. Die fetale Bradycardie steht in engem Zusammenhang mit
einem sehr hohen Gehalt des Lokalanaestheticums im fetalen Blut.
Eine Beziehung zwischen der fetalen Bradycardie und der mütterlichen Konzentration läßt sich dagegen nicht finden. Beim Fetus
wurde in den Fällen von Bradycardie gleichzeitig eine Acidose
mit hohem Milchsäureniveau und mit relativ hohen Konzentrationen
des Anaestheticums beobachtet.

Verglichen mit der Kontrollgruppe wurden keine signifikanten Unterschiede registriert bezüglich des pH-, des pCO_2-, und des BD-
Wertes aus der Nabelvene (Tabelle 4). Im Nabelarterienblut wurde
eine leichte fetale Acidose registriert ($p < 0,05$), ohne daß
gleichzeitig schlechtere Apgar-Werte gefunden werden konnten
(Tabelle 5). Tabelle 6 gibt die Häufigkeit der operativen Entbindungen wieder.

Beurteilung des Umbrella-Katheters

Der paracervicale Katheter zeigte eine gute Funktion und war
leicht in das subepitheliale Gewebe einzuführen. Er konnte in
jedem Fall plaziert bleiben, bis das Kind geboren wurde. Nach
der Geburt ließ sich der Katheter leicht entfernen. In 2 von 31
Fällen war nach dem Einsetzen Blut im Katheter, aber in beiden
Fällen war das Wiedereinsetzen erfolgreich. Es ergab sich kein
signifikanter Unterschied zwischen den Umbrella-Kathetergruppen
und Kobakgruppen bezüglich analgetischer Wirkungsdauer und Wir-
kungsqualität (Tabelle 2). Die Bradycardie-Decelerationsfrequenz
war etwas höher in der Umbrellagruppe (Tabelle 3), ohne daß jedoch schlechtere Apgar-Werte gefunden werden konnten (Tabelle 5).

Zusammenfassung

Aufgrund der bisherigen Ergebnisse dieser Studie scheinen sich
1% Carticain und 0,25% Bupivacain hinsichtlich der analgetischen
Wirkung nicht zu unterscheiden. Die Wirkdauer dagegen erschien
für Carticain signifikant kürzer ($p < 0,001$) als für Bupivacain.

Tabelle 4. Acid-base balance in the control and experimental group

	No. of pts	Age	Mother cubital vein			Child umbilical vein			umbilical artery			Duration of labour (hours)	Weight (g)	Height (cm)
			pH	pCO_2	BD	pH	pCO_2	BD	pH	pCO_2	BD			
Controls	10	27.1 $\pm$5.0	7.37 $\pm$0.06	33.9 $\pm$4.0	4.3 $\pm$4.2	7.37 $\pm$0.04	34.8 $\pm$6.4	4.2 $\pm$3.5	7.34 $\pm$0.03	40.6 $\pm$5.7	3.7 $\pm$2.6	5.7 $\pm$2.7	3804 $\pm$619	51.0 $\pm$2.0
Carticaine 2% w. Epinephrine 1 : 400,000	10	27.6 $\pm$5.6	7.36 $\pm$0.05	30.3 $\pm$3.9	7.4 $\pm$2.5	7.31 $\pm$0.10	42.7 $\pm$10.6	5.7 $\pm$3.0	7.26 $\pm$0.09	48.7 $\pm$9.8	6.1 $\pm$3.5	5.1 $\pm$2.2	3771 $\pm$655	51.5 $\pm$2.3
Significance		NS	NS	NS	NS	NS	NS	NS	$p<0.05$	$p<0.05$	NS	NS	NS	NS

Tabelle 5. Apgar scores of the different anaesthetic groups and techniques

Apgar scores	Anaesthetic agent and no. of patients									
	Bupivacaine Kobak		Bupivacaine Umbrella-catheter		Carticaine Kobak		Carticaine Umbrella-catheter		Total no. of patients	
	1 min	10 min	1 min	10 min	1 min	10 min	1 min	10 min	1 min	10 min
10	0	7	1	14	1	17	0	9	2	47
9	7	2	17	7	14	10	8	1	46	20
8	1	0	3	0	11	1	2	1	17	1
7	1	1	0	0	2	2	0	0	3	3
6	1	0	0	0	0	0	0	0	1	0
5	0	0	0	0	2	0	0	0	2	0
Total	10		21		30		10		71	71

Tabelle 6. Operative deliveries

Anaesthetic agent	Caesarean sections	VE	Forceps	No. of patients
Bupivacaine-Kobak	1	3	0	10
Bupivacaine-Umbrella catheter	0	2	0	21
Carticaine-Kobak	1	2	1	30
Carticaine-Umbrella catheter	0	1	0	10
Total	2	8	1	71

Diese, im Hinblick auf die Geburt relativ kurze Zeitdauer der analgetischen Wirkung ist als Nachteil des Carticains anzusehen. Bei den Feten wurden leichte Bradycardien und Decelerationsmuster (Dip. II) in 5% bzw. 6% cardiotokographisch registriert, ohne daß sich ein medikamentenspezifischer Unterschied nachweisen ließ. Bei den Feten mit Bradycardien wurden durch Blutgasanalysen pH-Abfall und entsprechende Änderungen des pCO_2, des Basendefizits und des Milchsäureniveaus beobachtet. Der höchste fetale Carticain-Blutspiegel fand sich bei einem Feten mit Bradycardie. Der feto-maternale Quotient betrug 0,33 und ist als günstig anzusehen.

Literatur

1. BAEDER, C., BÄHR, H., BENOIT, W., DOERR, B. J., ENGELBART, K., HERGOTT, J., KRAMER, M., SCHÜTZ, E., SCHULTES, E., SCHOLZ, J., SPRINGMAN, F. R., WOLF, G. L.: Untersuchungen zur Verträglichkeit von Carticaine, einem neuen Lokalanaesthetikum. Praktische Anästhesie 9, 147 (1974).
2. CRAFT, J. B., EPSTEIN, B. S., COACKLEY, Ch. S.: Effect of lidocaine with epinephrine versus lidoccaine (plain) on induced labor. Anesth. Analg. 51, 243 (1972).
3. HEDBERG, G., HÖKEGARD, K.-H.: Paracervikal bedövning vid förlossningar. Läkartidn 63, 3649 (1966).
4. HEDBERG, G.: In: JUNG, H. (Hrsg.): Methoden der pharmakologischen Geburtserleichterung und Uterusrelaxation. Internat. Symp. in Aachen 1970. Stuttgart: Thieme 1972.
5. HÖKEGARD, K.-H.: Erfarenheter av paracervikalbedövning vid förlossningar. Läkartidn 65, 3127 (1968).
6. HÖKEGARD, K.-H.: Paracervicalbedövning vid förlossningar. Läkartidn 69, 3150 (1972).
7. JÄGERHORN, M.: Paracervical block in obstetrics. An improved injection method. Acta Obstet. Gynecol. Scand. 54, 9 (1975).
8. MOSSBERG, H.-O., ERICSON, B.: Follow-up examination of children with bradycardia after Paracervical Blockade (PCB) at partus. Läkartidn 71, 3927 (1974).
9. ROSENMÜLLER, G., ALVARSSON, R.: Paracervicalbedövning vid förlossningar. Reported at the meeting of the East Swedish Gynecological Association on the 4th September 1976. Visby, Gotland.

10. STRASSER, K., HUCH, A., HUCH, R.: Carticain-Ultracain - a new local anesthetic for peridural anesthesia in obstetrics. Im Druck.
11. ZADOR, G., ENGLESSON, S., NILSSON, B. A.: Low dose intermittent epidural anaesthesia in labour. Acta Obstet Gynecol. Scand. 53, Suppl. 34 (1974).
12. ZADOR, G., WILLDECK-LUND, G., NILSSON, B. A.: Continuous drip epidural anaesthesia in labour. Acta Obstet. Gynecol. Scand. 53, Suppl. 34 (1974).
13. ZOURLAS, P. A., KUMAR, D.: An objective evaluation of paracervical block on human uterine contractility, Amer. J. Obstet. Gynecol. 91, 217 (1965).

SERUMSPIEGEL VON MUTTER UND KIND NACH PUDENDUSBLOCKADE
MIT CARTICAIN UND MEPIVACAIN

P. Harnacke, H. J. Frohn und K. Strasser

Einleitung

Lokalanaesthetica sind nach Pudendusblockade trotz geringen Zeit-
abstandes zwischen Injektion und Geburt im Blut Neugeborener
nachweisbar (1).

Carticain (Ultracain) ist ein Lokalanaestheticum mit hoher Proteinbindungskapazität und geht daher nur in geringem Maße von
der Mutter auf den Feten über (3); Mepivacain (Scandicain oder
Meavarin) zeigt dagegen infolge geringerer Eiweißbindungskapazität eine höhere Placentagängigkeit (2). Wir untersuchten daher
die Frage, welche Konzentrationen im Blut von Mutter und Kind
nach Pudendusblockade mit Carticain und Mepivacain zum Zeitpunkt
der Geburt gefunden werden.

Material und Methodik

In einer randomisierten Studie wurden Normalfälle ohne mütterliches oder fetales Risiko mit einer Schwangerschaftsdauer von
38 - 42 Wochen untersucht. Zur Pudendusblockade wurden jeweils
2 x 10 ml einer 1%igen Ultracain- bzw. Scandicainlösung verwen-
det. Vor Injektion des Lokalanaestheticums wurde bei der Mutter
eine Blutprobe zur Bestimmung des Nullwertes abgenommen. Unmittelbar post partum wurde in heparinisierten Spritzen venöses
Blut der Mutter und Nabelvenenblut des Neugeborenen entnommen.
Die Proben wurden sofort nach der Entnahme zentrifugiert und
das Serum bei -18° C eingefroren.

Die Serumspiegelbestimmung erfolgte gaschromatographisch, die
Nachweisgrenze für beide Substanzen lag bei 0,05 µg/ml.

Ergebnisse

Pudendusblock mit Mepivacain (Scandicain). Die zum Zeitpunkt der
Geburt gewonnenen mütterlichen Serumkonzentrationen für Mepivacain schwanken zwischen 0,47 und 2,25 µg/ml. Eine Korrelation
zwischen dem Injektions-Geburt-Zeitintervall und der Höhe des
mütterlichen Serumspiegels konnte nicht gefunden werden. Die
kindlichen Serumkonzentrationen erreichten z. T. beachtlich hohe Werte bis 0,87 µg/ml. Nur in 3 Fällen lag die Konzentration
unterhalb der Bestimmungsgrenze. Besonders bemerkenswert erscheint uns der in Tabelle 1 zuletzt aufgeführte Fall (S. M.),
bei dem 72 und 22 min vor der Geburt eine Pudendusblockade mit
insgesamt 400 mg Mepivacain durchgeführt wurde. Die kindliche

Tabelle 1. Mütterliche und fetale Serumkonzentration (µg/ml) nach
Pudendusblock (PB) mit 2 x 10 ml Mepivacain 1% (Scandicain) (n = 11)

Pat. Name	PB min v. Geburt	Mutter µg/ml	Fetus µg/ml
D. A.	3	0.50 ± 0.12	< 0.05
K. A.	5	0.77 ± 0.09	0.23 ± 0.07
F. R.	5	0.58 ± 0.12	0.11 ± 0.07
E. A.	11	1.00 ± 0.22	< 0.05
E. D.	14	1.34 ± 0.55	< 0.05
K. T.	14	1.24 ± 0.01	0.87 ± 0.19
R. J.	14	0.69 ± 0.06	0.16 ± 0.01
K. K.	15	0.47 ± 0.05	0.22 ± 0.02
B. C.	30	2.25 ± 0.59	0.71 ± 0.08
. B.	51	1.17 ± 0.18	0.68 ± 0.14
S. M.	72	0.62 ± 0.30	0.70 ± 0.33
	22		

Serumkonzentration liegt mit 0,70 µg/ml leicht über dem mütterlichen Serumspiegel (0.62 µg/ml).

Pudendusblock mit Carticain (Ultracain). Die mütterlichen Serumkonzentrationen schwanken zwischen 0,22 und 1,58 µg/ml. Auch
hier ließ sich keine Beziehung zwischen dem Injektion-Geburt-
Zeitintervall und der mütterlichen Serumkonzentration finden.
Bei den kindlichen Serumkonzentrationen fällt besonders auf,
daß in 6 Fällen der Serumspiegel von Carticain unterhalb der
Nachweisgrenze von 0,05 µg/ml lag (Tabelle 2). Der höchste kindliche Wert betrug nur 0,54 µg/ml.

Tabelle 2. Mütterliche und fetale Serumkonzentration (µg/ml) nach
Pudendusblock (PB) mit 2 x 10 ml Carticain 1% (Ultracain) (n = 9)

Pat. Name	PB min v. Geburt	Mutter µg/ml	Fetus µg/ml
A. M.	3	0.31 ± 0.04	< 0.05
K. S.	6	0.22 ± 0.04	0.08 ± 0.02
R. R.	9	0.28 ± 0.07	< 0.05
B. W.	10	1.58 ± 0.00	< 0.05
F. O.	11	0.82 ± 0.02	< 0.05
S. E.	15	1.38 ± 0.17	< 0.05
N. G.	20	0.22 ± 0.01	0.14 ± 0.00
H. B.	21	0.76 ± 0.13	< 0.05
K. E.	24	1.48 ± 0.32	0.54 ± 0.04

Diskussion

Wenn wir auch bewußt auf eine statistische Auswertung des Daten-
materials verzichtet haben, so sprechen unsere Ergebnisse doch
dafür, daß sich bei der Anwendung von Carticain zum Pudendusblock niedrigere kindliche Serumkonzentrationen des Lokalanaestheticums finden lassen als bei der Verwendung von Mepivacain.
Toxische Blutspiegel wurden in beiden Gruppen nicht gefunden,
dennoch liegt nach diesen Untersuchungen die größere Sicherheit
für das Kind beim Carticain.

Zusammenfassung

In einer randomisierten Studie wurden bei normalen Geburten nach
ungestörter Schwangerschaft die Serumkonzentrationen von Mutter
und Kind nach Pudendusblockade mit 200 mg Carticain oder Mepivacain untersucht. Die kindlichen Serumkonzentrationen zeigten
in der Carticaingruppe eine deutliche Tendenz zu niedrigeren
Werten als in der Mepivacaingruppe. Es fanden sich weder bei der
Mutter noch beim Kind toxische Serumkonzentrationen. Die größere Sicherheit für das Kind bietet nach diesen Untersuchungen
Carticain.

Literatur

1. BELFRAGE, P., BERLIN, A., LINDSTEDT, M., RAABE, N.: Plasma levels of
   Bupivacaine following pudendal block in labour. Brit. J. Anaesth. $\underline{54}$,
   1067 (1973).
2. BROWN, W. U., BELL, G. C., LURIE, A. O., WEISS, J. B., SCANLON, J. W.,
   ALPER, M. H.: Newborn blood levels of Lidocaine and Mepivacaine in the
   first postnatal day following maternal epidural anesthesia Anesthesiology $\underline{42}$, 698 (1975).
3. STRASSER, K., HUCH, A., HUCH, R., UIHLEIN, M.: Plazenta-Passage von
   Carticain (Ultracain), einem neuen Lokalanästhetikum. Z. Geburtsh.
   Perinat. $\underline{181}$, 118 (1977).

KATHETER-PERIDURALANAESTHESIE IN DER GEBURTSHILFE MIT CARTICAIN

K. Strasser

Um die Anwendungsmöglichkeit von Carticain für die Periduralanaesthesie in der Geburtshilfe zu erproben, wurde es bei 54
Geburten, darunter drei Schnittentbindungen, eingesetzt.

Fragestellung

1. Wie ist der analgetische Effekt bei unterschiedlichen Konzentrationen von 2%, 1% und 0,5%?

2. Wie werden dabei die Beinmotorik und das Druckgefühl im Perinealbereich beeinflußt?

3. Wie groß ist die mittlere Dosis in mg/Std und die mittlere
   Wirkdauer für die angegebenen Konzentrationen?

4. Wie groß ist das Verhältnis der fetalen zur mütterlichen
   Serumspiegelkonzentration zum Zeitpunkt der Geburt?

Methodik

Die Untersuchungen wurden bei 20 Entbindungen der Universitäts-
frauenklinik Marburg, gemeinsam mit dem Ehepaar Prof. HUCH, und
an 33 Entbindungen der Universitätsfrauenklinik Düsseldorf durchgeführt. In allen Fällen wurde die Katheterperiduralanaesthesie
jeweils von demselben Anaesthesisten angewandt. Das Lokalanaestheticum wurde ohne Zusatz von Vasoconstringentien eingesetzt. In
jedem Fall wurde eine Testdosis gegeben, diese betrug bei 2 %
4 ml, bei 1% bzw. 0,5% 6 ml Carticain. Nachinjektionen wurden
entsprechend den Schmerzangaben der Patientinnen und dem Geburtsverlauf und nicht nach einem festgelegten Zeit- und Dosierungs-
schema gegeben. Die Beurteilung des Neugeborenenzustandes erfolgte in allen Fällen durch den Apgar-Score, der vom Geburtshelfer erstellt wurde. In der überwiegenden Mehrzahl wurde zusätzlich ein Säurebasenstatus des Nabelschnurblutes erfaßt und
bei den Geburten in Marburg ein Cardio-Respirogramm (2) des Neugeborenen durchgeführt. Die Bestimmungen der mütterlichen und fetalen Serumspiegelkonzentration, über die wir an anderer Stelle
berichteten (5), erfolgten gaschromatographisch (6).

Ergebnisse—Dosierung und Wirkdauer

Die mittlere Dosierung und Wirkdauer in mg/Std für die verschiedenen Konzentrationen gibt Tabelle 1 wieder. Bei kurzer Wirk-

Tabelle 1. Mittlere Dosierung (mg/Std) und Wirkdauer von 2%, 1%
und 0,5% Carticain in der Periduralanaesthesie

Anzahl der Patienten	Ultracain Konzentration	Wirkdauer (min)	Dosis (mg)	Schlußdosis (mg)
14	2%	43 $\pm$ 16	161 $\pm$ 43	195 $\pm$ 63
26	1%	34 $\pm$ 9	157 $\pm$ 50	169 $\pm$ 54
11	0,5%	28 $\pm$ 15	101 $\pm$ 35	141 $\pm$ 35

dauer für alle drei Konzentrationen (43 bis 28 min) ergibt sich
für das 0,5%ige Carticain, das durch Zumischen gleicher Mengen
0,9%iger Kochsalzlösung zum 1%igen Carticain hergestellt wurde,
eine deutlich niedrigere mittlere Dosis/Std als für 1%iges und
2%iges Carticain.

Analgetischer Effekt, Druckgefühl und Beinmotorik

Tabelle 2 gibt den analgetischen Effekt, den Einfluß auf die
Beinmotorik und das Druckgefühl im Perinealbereich wieder. Die
Schmerzausschaltung ist für alle drei Konzentrationen gut, die
Beinmotorik und das Druckgefühl sind in der Konzentration von
0,5% am wenigsten beeinflußt.

Tabelle 2. Analgetischer Effekt, Druckgefühl und Beinmotorik nach 2%, 1%
und 0,5% Carticain in der Periduralanaesthesie

Anzahl der Patienten	Ultracain- Konzentration	Schmerz- ausschaltung	Druckgefühl	Beinmotorik
14	2%	gut = 13 befriedigend=1	erhalten = 0 aufgehoben=14	erhalten = 0 einge-schränkt = 2 aufgehoben=12
26	1%	gut = 24 befriedigend=2	erhalten = 4 aufgehoben=22	erhalten = 6 einge-schränkt = 17 aufgehoben=3
11	0,5%	gut = 11 befriedigend=0	erhalten = 10 aufgehoben=1	erhalten = 6 einge-schränkt = 5 aufgehoben=0

Neugeborenenzustand

Eine negative Beeinflussung der Neugeborenen konnte in keinem
Falle gefunden werden. Der Apgar-Score nach einer Minute war in
keinem Fall niedriger als 7, nach 5 Minuten bei allen Neugeborenen 10. Der mittlere pH-Wert der Nabelarterie betrug 7,256$\pm$0,05.

54

Das bei den Marburger Kindern durchgeführte Cardio-Respirogramm zeigte keine Adaptationsstörungen von Atmung und Kreislauf in der ersten Lebensstunde.

Feto-maternaler Serumspiegelquotient

Die bei neun Geburten der Marburger Serie untersuchten fetalen
und maternalen Serumspiegel zum Zeitpunkt der Geburt ergaben
einen feto-maternalen Quotienten von O,32 bei einem Korrela-
tionscoeffizienten r = O,873 (5). Die in der Düsseldorfer Untersuchung gemessenen Serumkonzentrationen, über die an anderer
Stelle ausführlich berichtet wird (4), ergaben einen Quotient
von O,30.

Diskussion

Nach unseren Untersuchungen erweist sich Carticain auch in niedriger Konzentration als analgetisch hochwirksame Substanz. Die
Konzentration von O,5% ergibt nur eine geringgradige Beeinflussung von Beinmotorik und Druckgefühl im Dammbereich.

Als besonders bemerkenswert erscheint die Tatsache, daß sich
in der niedrigen Konzentration von O,5% mit 101 mg eine wesentlich niedrigere mittlere Dosis/Std ergibt als in den höheren
Konzentrationen mit 157 bzw. 161 mg. Hierfür läßt sich folgende
Erklärung finden:

Durch die Verdünnung mit O,9%igem Kochsalz wird der pH-Wert der
Lösung erhöht und damit die Möglichkeit zur Tachyphylaxie ver-
ringert. Ein ähnliches Phänomen wurde für O,125%iges Carbostesin
beobachtet (7).

Hiernach würde der Vorteil der niedrigen Konzentration nicht nur
in einer geringeren Beeinflussung der mütterlichen Funktionen
sondern auch in dem verminderten Risiko toxischer Nebenreaktio-
nen zu sehen sein.

Die Wirkdauer von Carticain erscheint nach unseren Untersuchungen
vergleichbar kurz wie die von Mepivacain oder Lidocain. Wenn auch
dieser Gesichtspunkt bei der Katheter-Periduralanaesthesie nicht
von entscheidender Wichtigkeit ist, wird das Medikament bei vaginalen Entbindungen vermutlich nur in Ausnahmefällen zur Anwendung
kommen.

Der feto-maternale Serumspiegelquotient ist mit O,32 gegenüber
Mepivacain mit O,64 (1) oder Lidocain mit O,5 (1) vergleichsweise niedrig wie der von Bupivacain mit O,26 (3). Hierfür
spielt die hohe Eiweißbindungskapazität von Carticain wahrscheinlich die entscheidende Rolle. In Verbindung mit dem ra-
schen Wirkungseintritt und dem guten muskelrelaxierenden Effekt
läßt dieser Vorzug das Carticain als geeignetes Lokalanaestheticum für die abdominale Schnittentbindung erscheinen.

Zusammenfassung

In den drei Konzentrationen 2%, 1% und 0,5% zeigte Carticain eine gute analgetische Wirkung. In 0,5%iger Konzentration wurden die Beinmotorik und das Druckgefühl nur gering bzw. gar nicht beeinflußt. In dieser Konzentration ergab sich die niedrigste Dosis/Zeiteinheit. Der feto-maternale Serumspiegelquotient ist mit 0,30 - 0,32 als vergleichsweise niedrig anzusehen.

Für die abdominale Schnittentbindung erscheint das Medikament gut, für die vaginale Entbindung wegen seiner relativ kurzen Wirkungsdauer weniger gut geeignet.

Literatur

1. BROWN, W. U., BELL, G. C., LURIE, A. O., WEISS, J. B., SCANLON, J. W., ALPER, M. H.: Newborn Blood Levels of Lidocaine and Mepivacaine in the First Postnatal Day Following Maternal Epidural Anesthesia. Anesthesiology 42, 698 (1975).
2. HUCH, R., HUCH, A., BUCHER, H. U.: Experience with the Oxygen-cardiorespirogramm in Newborn Infants. In: ROOTH, G., BRATTEBY, L. E. (eds.): Perinatal Medicine. V. European Congress of Perinatal Medicine 1976. Stockholm: Almqvist & Wiksell International 1977.
3. HYMANN, M. D., SHNIDER, S. M.: Maternal and Neonatal Blood Concentrations of Bupivacaine, Associated with Obstetrical Conduction Anesthesia. Anesthesiology 34, 81 (1971).
4. STRASSER, K., FROHN, H. J.: Serumkonzentrationen von Mutter und Kind während Periduralanästhesie mit Carticain und Bupivacain (in Vorbereitung).
5. STRASSER, K., HUCH, A., HUCH, R., UIHLEIN, M.: Plazenta-Passage von Carticain (Ultracain), einem neuen Lokalanästhetikum. Z. Geburtsh. u. Perinat. 181, 118-120 (1977).
6. UIHLEIN, M.: Analytische Untersuchungen mit dem Lokalanäthetikum Ultracain (HOE 045). Prakt. Anästh. 9, 152 (1974).
7. WÜST, H. J.: Persönliche Mitteilung.

GREEF: Eine Frage an Herrn HARNACKE zur Bestimmung des feto-
maternalen Serumspiegelquotienten bei der Pudendus-Blockade:
Die Problematik bei der Bestimmung dieses Quotienten liegt doch
wohl darin, daß nach einer Bolus-Injektion sich weder die Kurve
des mütterlichen noch die des fetalen Serumspiegels in einem
steady-state befindet. Vielmehr kann es sein, daß die mütterliche Serumkonzentration ihr Maximum schon überschritten hat
und abfällt, während die fetale Serumkonzentration noch an-
steigt.

HARNACKE: Wir waren uns vor Beginn der Studie über die Problematik der Methodik dieser Untersuchung im klaren. Dennoch hiel-
ten wir sie für wichtig, um den Einfluß der Eiweißbindungskapazität auf den Übertritt des Lokalanaestheticums von der Mutter
zum Feten beurteilen zu können. Bei vergleichbaren Zeitabständen
zwischen Injektion und Geburt finden sich in der Carticain-Grup-
pe doch die wesentlich niedrigeren fetalen Serumspiegel, so daß
in diesem Punkte doch Carticain günstiger als Mepivacain abzu-
schneiden scheint.

STRASSER: Zu der Bedeutung des feto-maternalen Serumspiegelquotienten möchte ich hinzufügen, daß er ein nicht unmaßgebliches
Kriterium für den Kliniker bei der Auswahl des Lokalanaestheticums darstellt. Trotz aller Einschränkungen, die vom Methodi-
schen her bei derartigen klinischen Untersuchungen gemacht werden müssen, haben sich doch in Übereinstimmung verschiedener
Untersuchungen bei Lokalanaesthetica mit hoher Eiweißbindungskapazität niedrige feto-maternale Serumspiegelquotienten gefunden.

In diese Richtung scheint mir zumindest die Untersuchung von
Herrn HARNACKE zu weisen.

Frage an Herrn ALBRECHT: Wie kommt es, daß die Deceleration des
Feten oft früher eintritt als das Maximum der Serumkonzentration, das Sie hier mit ca. 20 min angegeben haben?

ALBRECHT: Die Zeitangabe des maximalen Blutspiegels ist eine
mittlere Angabe. In Abhängigkeit von der Vascularisierung des
Injektionsgebietes, von der Injektionsgeschwindigkeit und von
der Menge des injizierten Lokalanaestheticums können auch wesentlich früher Maximalwerte erreicht werden. In diesen Fällen
kann es auch zu einem früheren Zeitpunkt zur fetalen Bradycardie
kommen.

BORCHARD: Zu den Ausführungen von Herrn STRASSER scheint es mir
wichtig zu sein, noch einmal darauf hinzuweisen, daß bei der

0.5%igen Lösung eine wesentlich niedrigere Dosis pro Zeiteinheit benötigt wurde als bei den höheren Konzentrationen. Die Möglichkeit zur "Tachyphylaxie" ist sicher in der niedrigeren Konzentration geringer infolge der pH-Verschiebung in den weniger sauren Bereich durch die Verdünnung mit 0,9%iger Kochsalzlösung. Mich würde interessieren, ob von den Anwesenden jemand eine ähnliche Beobachtung im klinischen Bereich gemacht hat?

WÜST: Ich kann diese Beobachtung für das Carbostesin bestätigen. Im Rahmen der postoperativen Schmerzausschaltung mittels Katheter-Periduralanaesthesie haben wir beobachtet, daß das 0,125%ige Bupivacain, das wir uns durch Zusatz von 0,9%igem Kochsalz herstellen, eine beinahe doppelt so lange Wirkungsdauer hat wie das 0,25%ige Bupivacain.

Frage: Wie hoch schätzen Sie die Gefahr, bei einem langfristigen Geburtsverlauf in den Grenzbereich der vertretbaren Maximaldosis an Lokalanaestheticum zu kommen?

STRASSER: Bei einer mittleren Dosis von 100 mg Carticain/Std erreicht man bei einer sechsstündigen Dauer der Periduralanaesthesie etwa den Bereich, der als Maximaldosis bei einer einmaligen Injektion angegeben wird. Die Gefahr einer Überdosierung ist als ausgesprochen gering anzusehen.

Frage: Sie haben bei der niedrigen Konzentration von 0,5% den fehlenden Einfluß auf die Beinmotorik und das Druckgefühl hervorgehoben. Konnte denn in dieser niedrigen Dosierung noch eine ausreichende Analgesie erreicht werden?

STRASSER: Die Analgesie war für alle drei Konzentrationen gleich gut. Ich habe dies auch in Tabelle 2 zusammengefaßt.

Frage: Ist es erlaubt, für den Fall einer nichtausreichenden Periduralanaesthesie diese zur Geburtsbeendigung mit einer Pudendusblockade zu kombinieren?

STRASSER: Diese Frage ist pauschal nicht zu beantworten, sondern muß für den Einzelfall jeweils entschieden werden. Dabei ist zu berücksichtigen, ob es sich um eine Katheter-Periduralanaesthesie oder um ein single-shot-Verfahren handelt. Bei der Katheter-Periduralanaesthesie errechnet sich bei einer mittleren Bupivacainmenge von ca. 20 mg/Std bei einer vierstündigen Anaesthesiedauer eine Gesamtmenge von 80 mg. Da diese Menge über den genannten Zeitraum verteilt gegeben wurde, würden wir keine Bedenken haben, gegebenenfalls zur Komplettierung der Analgesie zusätzlich einen Pudendusblock mit z. B. 200 mg Carticain (20 ml 1%ig) durchzuführen.

Da beim single-shot-Verfahren eine etwa gleich große Menge in einer Einzelinjektion verabreicht wird, ist hier die Gefahr einer Überdosierung eher gegeben, wenn z. B. zwischen dem Beginn der Periduralanaesthesie und der Geburt nur eine kurze Zeit vergangen ist.

Bei der Sectio Caesarea, die sich aus einer als vaginal geplanten Entbindung mit Periduralanaesthesie ergibt, tritt eine ähnliche Problematik auf. Wir bevorzugen in diesen Situationen
gerne als Alternativpräparat für die Schnittentbindung das 2-
Chlor-Procain, das wegen seines günstigen Metabolismus als
Ester in diesen Fällen eindeutige Vorteile besitzt.

III. Regionalanaesthesie in der Geburtshilfe

Podiumsdiskussion

Leitung: L. Beck, Düsseldorf

Teilnehmer:

H. G. Auberger, Hamburg
P. Harnacke, Düsseldorf
H. Nolte, Minden
H. Stockhausen, Wuppertal
K. Strasser, Düsseldorf

LUMBALE UND CAUDALE PERIDURALANAESTHESIE IN DER GEBURTSHILFE

H. Nolte

Bevor ich die beiden Verfahren bezüglich ihrer Vor- und Nachteile gegenüberstelle, möchte ich zunächst aufzeigen, in welchem Prozentsatz die verschiedenen rückenmarksnahen Leitungsanaesthesien vom 1.1.1968 bis zum 1.7.1976 in der geburtshilflichen Abteilung der Frauenklinik unseres Krankenhauses zur
Anwendung kamen:

Bei insgesamt 11.789 Entbindungen wurden 2729 geburtshilfliche
Anaesthesien (= 23,2%) von Anaesthesisten durchgeführt. In
1809 Fällen (= 66,2%) wurde dabei eine Allgemein- und in 920
Fällen (= 33,8%) eine Regionalanaesthesie angewandt. Die vier
verschiedenen rückenmarksnahen Leitungsanaesthesieverfahren,
die lumbale und caudale Periduralanaesthesie, die lumbale Spinalanaesthesie und der Sattelblock kamen in folgender Häufigkeit zur Anwendung:

```
1. Peridural:          518 (= 56,3%)
            a) lumbal                  244 (= 26,5%)
            b) caudal                  274 (= 29,8%)

2. Subdural:           402 (= 43,7%)
            a) lumbal                  137 (= 14,9%)
            b) Sattel-
               block                   265 (= 28,8%)
```

Inzwischen hat sich die Verteilung der einzelnen Anaesthesie-
techniken weiter verschoben. Vom 1.1.1977 bis 30.6.1977 wurden
bei insgesamt 284 geburtshilflichen Anaesthesien (ca. 50% aller
Geburten) 175 Regionalanaesthesien (= 61,6%) und 109 Allgemein-
anaesthesien (= 38,4%) durchgeführt. Von den 175 Regionalanaesthesien wurde bei 97 die kontinuierliche Technik (= 55,3%) angewandt.

Für die Geburtshilfe kommen folgende Vorteile der Regionalanaesthesie gegenüber der Allgemeinnarkose zur Geltung:

1. Eine Schmerzfreiheit läßt sich für den gesamten Geburtsvor-
   gang erreichen, ohne daß die Zeitdauer der Anaesthesie Nachteile für Mutter und Kind beinhaltet.

2. Ein erhöhtes mütterliches Risiko läßt sich erheblich mindern,
   da die Regionalanaesthesie nur eine geringe Belastung des
   cardiovasculären und respiratorischen Systems bedeutet. Auch
   bei erhöhtem fetalen Risiko ist die Anwendung der Regionalanaesthesie indiziert (2).

3. Die Regionalanaesthesie ermöglicht eine Schmerzfreiheit auch
   für alle operativen Entbindungsarten ohne das Risiko einer
   in nicht seltenen Fällen überhastet durchgeführten Allgemein-
   narkose.

Vergleich der lumbalen mit der caudalen Periduralanaesthesie.

Um die Vor- und Nachteile beider Verfahren gegenüberstellen zu
können, möchte ich zunächst auf die Ausführungen von SHNIDER (2)
zurückgreifen: Folgende Vorteile sieht SHNIDER für den lumbalen
Zugang:

1. Zum Erreichen des gewünschten analgetischen Effektes ist
   weniger Lokalanaestheticum erforderlich.

2. Die Schmerzfreiheit in der Eröffnungsphase tritt zeitlich
   schneller ein.

3. Die Infektionsgefahr der Punktionsstelle ist etwas geringer.

4. Anatomische Abnormitäten werden im Lumbalbereich seltener
   beobachtet als im Caudalbereich.

5. Die Durchführung der Anaesthesie, insbesondere das Einführen
   des Katheters, sind im Lumbalbereich weniger schmerzhaft.

6. Die Gefahr, das Rectum der Mutter bzw. den fetalen Kopf zu
   punktieren, ist nicht gegeben.

Die Vorteile der Caudalanaesthesie formuliert SHNIDER folgender-
maßen:

1. Eine versehentliche Punktion der Arachnoidea mit der relativ
   dicken Periduralnadel und der daraus entstehende postspinale
   Kopfschmerz kommen so gut wie nicht vor.

2. Die Gefahr einer totalen Spinalanaesthesie ist aufgrund der
   anatomischen Gegebenheiten wesentlich geringer.

3. Die Analgesie des Perineums und die Erschlaffung des Becken-
   bodens ist bei der caudalen Anaesthesie besser gewährleistet
   als bei der Periduralanaesthesie.

Nach unserer Auffassung bietet die lumbale Periduralanaesthesie
mit Katheter die bessere Möglichkeit, das Analgesieverfahren
dem Geburtsverlauf anzupassen. Demgegenüber stehen die schwer-
wiegenderen Komplikationsmöglichkeiten, insbesondere die Gefahr
der Durapunktion und der totalen Spinalanaesthesie. Als "single-
shot" besitzt die Caudalanaesthesie gegenüber dem lumbalen Zugang den Vorteil, daß infolge der langsamen Regression nach un-
ten der Perinealbereich länger schmerzunempfindlich bleibt und
eine neue Punktion seltener erforderlich wird.

Sind die personellen Voraussetzungen gegeben, so wird man der
lumbalen Periduralanaesthesie mit Kather den Vorzug geben (1),

wobei eingedenk der Komplikationsmöglichkeit eine strenge Überwachung erforderlich ist.

Entscheidet man sich jedoch für ein single-shot-Verfahren,
so ist aus den oben angeführten Gründen die Caudalanaesthesie
von Vorteil.

Literatur

1. BONICA, I. J.: Principles and practice of obstetric analgesia and anesthesia. Philadelphia: Davis Comp. 1969.
2. SHNIDER, S. M.: Obstetrical anesthesia. Baltimore: Williams & Wilkins
   1970.

Geburtshilfliche Indikationen und Kontraindikationen der Katheter-Periduralanaesthesie

P. Harnacke und L. Beck

Zum Indikationsbereich der Periduralanaesthesie in der Geburtshilfe zählen allgemein:

1. Ausschaltung des Wehen- und Geburtsschmerzes

2. Stoffwechselerkrankungen z. B. Diabetes mellitus

3. Herzerkrankungen

4. Lungenerkrankungen

Zur Vermeidung schmerzinduzierter, hypertoner Blutdruckkrisen bei EPH-Gestose oder Präeklampsie ist die Periduralanaesthesie bei entsprechend guter Überwachung der Kreislaufsituation die Methode der Wahl. Bei Dystokien läßt sich der Schmerz als eine der wesentlichen Ursachen durch die Periduralanaesthesie ausschalten. Häufig haben wir in solchen Fällen nach Anlegen der Periduralanaesthesie eine Verbesserung bzw. Normalisierung der Wehentätigkeit beobachtet.

Als relative Kontraindiationen gelten: Status nach Sectio caesarea abdominalis, Status nach Operationen am Uterus mit erhöhter Gefahr der Uterusruptur, Beckenendlagen und Mehrlingsgeburten. Absolute Kontraindikationen sind: Schwere geburtshilfliche Blutungen (Placenta praevia, vorzeitige Lösung der Placenta), Verdacht auf tiefen Sitz der Placenta, eilige Sectio wegen fetal distress. Auch die relativen Kontraindikationen sollten besonders in der Aufbauzeit eines Periduraldienstes beachtet werden.

Zwei Faktoren haben die geburtshilflichen Indikationen erweitert:

1. Durch die niedrig dosierte Katheter-Periduralanaesthesie (5) läßt sich ein der jeweiligen geburtshilflichen Situation angepaßter selektiver periduraler Block unter weitgehender Erhaltung der mütterlichen Motorik erzielen.

2. Neuere Untersuchungen über den Einfluß der Katheter-Periduralanaesthesie auf den Zustand des Feten und die Frühmorbidität des Neugeborenen zeigen, daß die Periduralanaesthesie gegenüber anderen Formen der geburtshilflichen Analgesie häufig Vorteile für den Feten bietet (3, 4, 6, 8). Hierzu einige Resultate:

<u>Spontangeburten</u>

Bei Spontangeburten eines Normalkollektives ohne mütterliches
und fetales Risiko zeigte die Periduralanaesthesie weder einen
Einfluß auf den Apgar-Wert nach 1 min noch auf den pH-Wert in
der Nabelarterie.(Abb. 1)

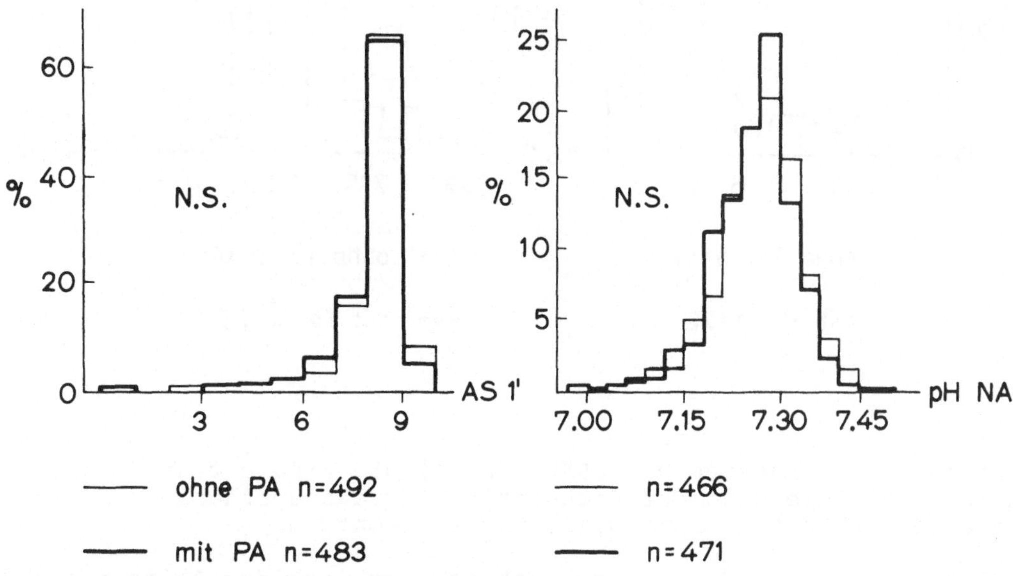

Abb. 1

<u>Abdominale Schnittentbindungen</u>

Bei abdominalen Schnittentbindungen ohne mütterliches Risiko
und mit Kindern über 2.500 g Geburtsgewicht fanden sich mit
Periduralanaesthesie signifikant bessere Nabelarterien-pH-Werte
als mit Allgemeinnarkose (Abb. 2). Wir betrachten daher die
Katheter-Periduralanaesthesie als Anaesthesieform der Wahl für
die Sectio caesarea abdominalis, es sei denn, daß die Methode von
der Patientin abgelehnt wird, oder geburtshilfliche oder anaesthesiologische Kontraindikationen bestehen.

<u>Vaginale Geburten aus Beckenendlage</u>

Die vaginale Geburt aus Beckenendlage galt lange als Kontraindikation für die Periduralanaesthesie, da man allgemein davon aus-
ging, daß durch den Verlust des Preßreflexes die Extraktionsrate
und damit das Risiko für das Neugeborene erhöht werde. Bei der
Katheter-Periduralanaesthesie kann jedoch durch gezielte Dosierung des Lokalanaestheticums die Bauchpresse der Mutter weitgehend erhalten bleiben und gleichzeitig eine wünschenswerte Erschlaffung der Beckenbodenmuskulatur erzielt werden, da unter
Schmerzfreiheit die Entwicklung des kindlichen Kopfes und eine
ggf. erforderliche Armlösung wesentlich erleichtert wird. So

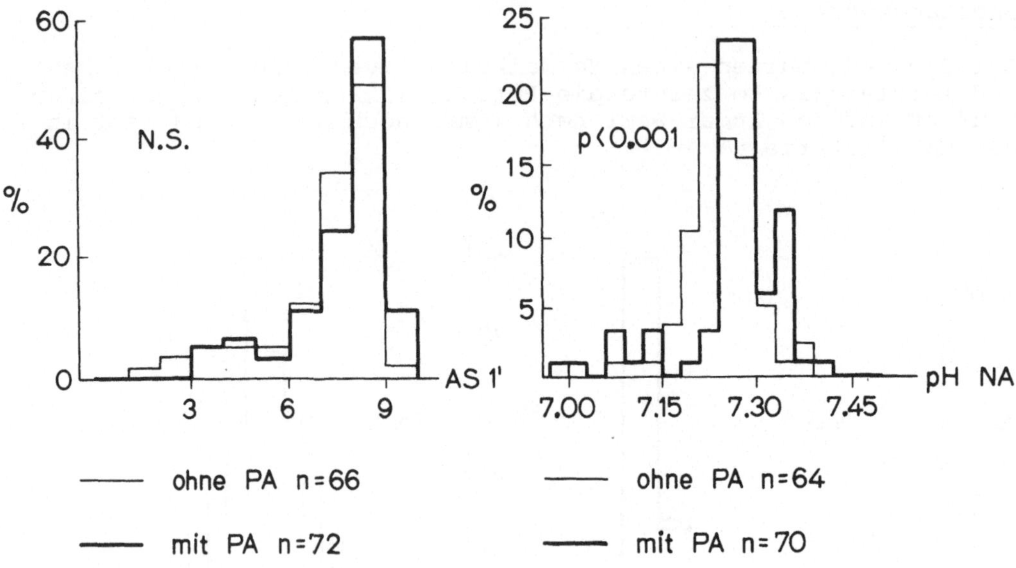

Abb. 2

ist auch nach Angaben von CRAWFORD (1) die Frequenz der Extraktionen bei Anwendung der Katheter-Periduralanaesthesie zur vaginalen Geburt aus Beckenendlage nicht erhöht.

Bei der <u>vaginalen Geburt aus Beckenendlage</u> ist das Acidoserisiko
des Neugeborenen im Vergleich zur vaginalen Geburt aus Schädel-
lage erhöht (Tabelle 1). Sowohl leichte als auch schwere Acidosen treten bei der vaginalen Geburt aus Beckenendlage nahezu
doppelt so häufig auf wie bei Schädellagen.

Tabelle 1. Acidosehäufigkeit bei Neugeborenen im geburtshilflichen
Gesamtdurchschnitt und nach vaginaler Geburt aus Beckenendlage (BEL)

ph NA	Geburten insg.	Geburten aus BEL
< 7,10	1,8%	2,4%
< 7,20	11,8%	19,2%

Wir untersuchten den Einfluß der Katheter-Periduralanaesthesie
auf das Acidoserisiko bei vaginaler Geburt aus Beckenendlage
bei Kindern mit einem Geburtsgewicht über 2.000 g. Die Fallzahl
ist noch zu klein, um eine endgültige Aussage zu erlauben. Auffallend ist jedoch, daß in der Gruppe mit Periduralanaesthesie
keine schweren Neugeborenen-Acidosen auftraten (Tabelle 2);
ebenso fanden sich wesentlich weniger leichte Acidosen als in
der Gruppe ohne Periduralanaesthesie.

Bei der <u>vaginalen Mehrlingsentbindung</u> ist die Zeit zwischen der
Geburt des 1. und 2. Zwillings unter Periduralanaesthesie deutlich

Tabelle 2. Acidosehäufigkeit bei Neugeborenen nach vaginaler
Geburt aus Beckenendlage (BEL) mit und ohne Periduralanaesthesie (PA)

ph Na	ohne PA	mit PA
< 7,10	2	O
7,10 - 7,19	10	4
$\geq$ 7,20	21	23
ausgewertete Fälle	33	27

verkürzt (2, 7). Inwieweit dieser hypothetische Vorteil mit dem
Neugeborenenzustand korreliert, muß weiteren Untersuchungen vorbehalten bleiben.

Zusammenfassung

Die geburtshilflichen Indikationen und Kontraindikationen für
die Katheter-Periduralanaesthesie haben sich in jüngster Zeit
geändert: Neben den klassischen Indikationen kann heute die
abdominale Schnittentbindung hinzugezählt werden, vorausgesetzt,
daß die Patientin auf dem OP-Tisch in eine seitliche Kipplage
von ca. 15° gebracht wird. Auch bei der vaginalen Geburt aus
Beckenendlage scheint die Katheter-Periduralanaesthesie gegenüber anderen Anaesthesieformen Vorteile zu besitzen. Zur end-
gültigen Beurteilung der Anwendung der Katheter-Periduralanaesthesie bei Mehrlingsgeburten sind noch weitere Erfahrungen erforderlich. Als Kontraindikation gegen die Periduralanaesthesie
sind die dringliche Sectio und schwere mütterliche Blutungen anzusehen. Narben am Uterus durch vorausgegangene Schnittentbindungen oder andere Operationen sollten als relative Kontraindikationen gelten; jedoch kann davon ausgegangen werden, daß bei
niedriger Dosierung des Lokalanaestheticums der Peritoneal-
schmerz als Warnzeichen einer Uterusruptur nicht blockiert wird.

Literatur

1. CRAWFORD, J. S.: An appraisal of lumbar epidural blockade in patients
   with a singleton fetus presenting by the breech. J. Obstet. Gynaec. Brit.
   Cwlth. 81, 867 (1974).
2. CRAWFORD, J. S.: An appraisal of lumbar epidural blockade in labour in
   patients with multiple pregnancy. Brit. J. Obstet. Gynaec. 82, 929 (1975).
3. McDONALD, J. S., BJORKMANN, L. L., REED, G. C.: Epidural analgesia for
   Obstetrics. A maternal, fetal and neonatal study. Am.J. Obstet. Gynec.
   120, 1055 (1974).
4. HARNACKE, P., STRASSER, K.: Einfluß der Katheter-Periduralanaesthesie auf
   das Kind, Komplikationen nach Periduralanaesthesie bei der Mutter. Gynäkologe 9, 203 (1976).
5. STRASSER, K.: Die kontinuierliche, dem Geburtsverlauf angepaßte lumbale
   Epiduralanaesthesie. In: AHNEFELD, W., BURRI, C., DICK, W., HALMAGYI, M.
   (Hrsg.)/ Anästhesie in der Geburtshilfe und Gynäkologie. München:
   Lehmanns Verlag 1974.

6. STRASSER, K., HARNACKE, P., ALBRECHT, H., MORGENSTERN, J.: Einfluß der
   lumbalen Periduralanaesthesie mit Katheter auf den mütterlichen und
   kindlichen Säure-Basenhaushalt und den 1-Minuten-Apgar-Wert. Z. Geburtsh.
   Perinat. 179, 163 (1975).
7. STRASSER, K., HARNACKE, P.: Ist die Periduralanaesthesie bei der vaginalen Entbindung aus Beckenendlage, bei Mehrlingen und nach vorangegangener
   Sectio indiziert? Gynäkologe 9, 207 (1976).
8. ZADOR, G., NILSSON, B. A.: Low dose intermittent epidural anaesthesia
   with lidocaine for vaginal delivery. II. Influence on labour and foetal
   acidbase status. Acta obstet. gynec. scand. 34, 17 (1974).

KOMPLIKATIONEN UND KONTRAINDIKATIONEN DER RÜCKENMARKSNAHEN
LEITUNGSANAESTHESIEN AUS ANAESTHESIOLOGISCHER SICHT

H. G. Auberger

In der geburtshilflichen Analgesie kommen folgende rückenmarksnahen Verfahren zur Anwendung:

1. Die Peri- und Epiduralanaesthesie (lumbaler oder caudaler
   Zugang, im letzteren Fall Caudalanaesthesie genannt) als
   Einzelinjektion oder als Form der Kathetertechnik.

2. Die intrathecale Spinalanaesthesie.

Die genannten Verfahren kommen sowohl bei vaginaler Entbindung
als auch bei der Sectio caesarea zur Anwendung, wobei der Sattelblock als Sonderform der Spinalanaesthesie lediglich für die
Geburtsbeendigung Bedeutung besitzt.

Komplikationen der Periduralanaesthesie

1. Unerkannte Perforation der Dura mit unbeabsichtigter Injektion einer hohen Dosis Lokalanaestheticum in den Liquor cere-
brospinalis. Die Folge ist eine hohe Spinalanaesthesie, die bis
zum Hirnstamm reichen kann und von den bekannten Symptomen (Atem-
lähmung, Bewußtlosigkeit, Blutdruckabfall, evtl. Herzstillstand)
begleitet ist. Diese Komplikation kann durch den sofortigen Einsatz therapeutischer Maßnahmen (O_2-Beatmung, evtl. Intubation,
positiv inotrope Substanzen, z. B. Suprarenin 100 - 200 mcg,
Antihypotensiva und Acidoseausgleich durch 150 - 200 ml Natrium-
bicarbonat) beherrscht werden. Ein Nichterkennen bzw. ein zu
spätes oder fehlerhaftes Behandeln dieser Komplikation führt
zum Tode oder zu einer cerebralen Schädigung von Mutter und Kind.
Nach Besserung der mütterlichen Kreislaufsituation sollte die
Geburt bald, gegebenenfalls vaginal operativ, beendet werden,
eine Indikation zur Schnittentbindung ist jedoch meist nicht gegeben. Um das Risiko dieser Komplikation so gering wie möglich
zu halten, sollte vor der Injektion aspiriert werden und keine
Periduralanaesthesie sollte ohne Testdosis, z. B. 15 mg Carbostesin, durchgeführt werden (4). Daß diese Komplikation nicht
nur in den ersten Minuten nach der Injektion, sondern auch später eintreten kann, zeigt eine Kasuistik aus neuerer Zeit (6).
Die Schwangere mit Periduralanaesthesie bedarf deshalb einer
ständigen, intensiven Überwachung durch Arzt und Hebamme.

2. Intravasale Injektion. Der epidurale Raum ist besonders im
lumbalen Bereich oft sehr gefäßreich. Es kann zu einer unbemerk-
ten Läsion eines Gefäßes und anschließend zu einer unbeabsichtig-
ten Injektion des Lokalanaestheticums in die Blutbahn kommen.
Infolge des erhöhten Lokalanaestheticum-Blutspiegels kommt es

zum typischen, meist kurzdauernden Lokalanaesthesie-Zwischen-
fall: Krampfanfall mit Bewußtseinsverlust, Ateminsuffizienz
und Blutdruckabfall (1). Die Therapie ist gleichartig wie bei
der totalen Spinalanaesthesie, bei länger bestehenden Krämpfen
sind Barbiturate indiziert. Neben diesen schweren Komplikationen, die in der Literatur mit einer Häufigkeit von 0,04% (5)
angegeben werden, sind folgende Komplikationen zu nennen:

Blutdruckabfall

Infolge der Sympathicusblockade und einer dadurch erhöhten An-
fälligkeit für das Vena-cava-Kompressionssyndrom kann es gelegentlich, vor allem in Rückenlage, bei der Periduralanaesthesie
zu einem Blutdruckabfall kommen. Die Seitenlagerung der Schwan-
geren und eine Prä-Infusion von 500 ml Elektrolytlösung stellen
die beste Prophylaxe hierfür dar. Kommt es dennoch zum Blutdruckabfall, sollten 0,5 ml Akrinor oder 5 - 10 mg Ephedrin intravenös injiziert werden.

Duraperforation

In der Regel wird die Perforation der Dura dadurch offenbar,
daß Liquor im Strahl aus der Punktionsnadel fließt bzw. sich
leicht über den Periduralkatheter aspirieren läßt. In diesen
Fällen sollte eine neue peridurale Punktion - ein Segment cra-
nial oder caudal von der Perforationsstelle entfernt - durchgeführt werden. Die Dosierung des Lokalanaestheticums sollte
im weiteren Verlauf besonders kritisch und möglichst niedrig
gehalten werden, da ein leichterer Durchtritt des Lokalanaestheticums über die Perforationsstelle in den Liquor möglich ist.
Um den Liquorverlust so gering wie möglich zu halten, sollte
die Frau in der Austreibungsphase möglichst wenig mitpressen,
gegebenenfalls sollte eine vaginal operative Entbindung durchgeführt werden. Nach der Geburt sollte die Patientin in den
ersten Tagen flach mit erhöhten Beinen liegen und reichlich
Flüssigkeit zugeführt bekommen (2000 - 3000 ml/Tag). Von einigen Autoren werden peridurale Infusionen für 24 bis 48 Std nach
der Geburt mit ca. 500 ml physiologischer Kochsalzlösung erfolgreich eingesetzt (3, 7).

Bei der Caudalanaesthesie ist die Gefahr der Duraperforation
und der totalen Spinalanaesthesie aufgrund der anatomischen Gegebenheiten geringer, wenn auch nicht ausgeschlossen. Beim Anlegen der Anaesthesie besteht hier jedoch die Gefahr, den kindlichen Kopf bzw. das Rectum der Mutter zu punktieren (2). Das
Risiko des Blutdruckabfalls erklärt sich bei der Caudalanaesthesie durch denselben pathologischen Mechanismus der Sympathicusblockade wie bei der Periduralanaesthesie.

Bei der Spinalanaesthesie stehen als häufigste Komplikation die
z. T. sehr erheblichen postspinalen Kopfschmerzen im Vorder-
grund. Allem Anschein nach reagieren Schwangere, vermutlich infolge des aufgelockerten Bandapparates, bezüglich des Liquor-
verlustes besonders stark. Eine weitere, wenn auch seltene

Komplikation, ist die unbeabsichtigt hohe Spinalanaesthesie.
Sauerstoffbeatmung und unterstützende Kreislauftherapie können
in diesen Fällen erforderlich werden. Infolge der sich rasch
ausbreitenden Anaesthesie und des damit verbundenen schnell
eintretenden Sympathicusblockes ist die Gefahr des Blutdruckabfalles größer als bei den extraduralen Leitungsanaesthesien.

Weitere Gefahren aller rückenmarksnahen Leitungsanaesthesien
sind:

1. Infektion,
2. Hämatom,
3. allergische Reaktion.

Sowohl die Infektion mit ihrer Sonderform, dem epiduralen Ab-
szeß, als auch ein epidurales Hämatom können ein neuro-chirur-
gisches Vorgehen notwendig machen, um neurologische Spätfolgen
zu vermeiden. Strenge Beachtung der aseptischen Grundregeln und
der Kontraindikationen (siehe dort) sind die beste Vorbeugung
gegen diese Komplikationen.

Die allergische Reaktion auf Lokalanaesthetica kann vom leich-
ten allergischen Exanthem bis zum schwersten anaphylaktischen
Schock reichen. Letztere Komplikation erfordert eine Maximal-
Therapie mit hochdosierter Cortisongabe (1 - 2 g Urbason intravenös), Sauerstoffbeatmung, Acidoseausgleich und positiv inotropen Substanzen.

Kontraindikationen

Absolut:

1. Erkrankungen des ZNS
2. Infektion des Injektionsgebietes, schwere Allgemeininfektio-
   nen mit drohender Sepsis.
3. Blutgerinnungsstörung.
4. Drohender bzw. manifester Volumenmangel (Placenta praevia).
5. Ablehnung einer "Rückenmarksbetäubung" durch die Patientin.
6. Lokalanaesthetica-Allergie.

Relativ:

1. Pathologische Veränderungen der Lenden-Wirbelsäule (Skoliose,
   Kyphoskoliose, Bandscheibenerkrankungen).
2. Psychische Fixierung der Patientin nach negativer Vorerfah-
   rung oder von ihr befürchtete Verschlimmerung bestehender
   Krankheitserscheinungen im Wirbelsäulenbereich.

Literatur

1. AUBERGER, H. G.: Praktische Lokalanaesthesie. Stuttgart: Thieme 1974.
2. BONICA, J. J.: Lumbar epidural versus caudal anesthesia. In: SHNIDER, S. M.: Obstetrical Anesthesia. Baltimore: Williams & Wilkins 1970.
3. CRAWFORD, J. S.: The prevention of headache consequent upon dural puncture. Brit. J. Anaesth. 44, 598 (1972).
4. HARNACKE, P., STRASSER, K., BECK, L.: Die Periduralanaesthesie in der Geburtshilfe. Z. Geburtsh. Perinat. 179, 153 (1975).
5. HELLMANN, K.: Epidural anaesthesia in obstetrics. A second look at 26.127 cases. Canad. Anaesth. Soc. J. 12, 398 (1965).
6. OWUSU-AFRAM, J., SCHIFFTER, R.: Bulbärhirn-Syndrom bei Epiduralanaesthesie mit Bupivacain. Anaesthesist 26, 196 (1977).
7. STRASSER, K., HARNACKE, P.: Therapie bei Duraperforation mit Katheter während Periduralanaesthesie in der Geburtshilfe. Anaesthesist 25, 284 (1976).

PARACERVICALBLOCKADE UND PUDENDUSBLOCK

H. Stockhausen

In der Mehrzahl der geburtshilflichen Abteilungen Deutschlands
liegt die Durchführung der Anaesthesie ausschließlich in den
Händen des Geburtshelfers. Bei der Entscheidung, welche Anaesthesieverfahren angewandt werden sollen, spielen die Ausbildungs-
voraussetzungen der zuständigen Krankenhausärzte eine wesentliche Rolle. Nicht zuletzt sind auch forensische Gesichtspunkte
zu überdenken. Wenn - insbesondere an kleineren Abteilungen -
die Voraussetzungen zur Durchführung rückenmarksnaher Leitungsanaesthesien nicht gegeben sind, kann man als Alternative die
transvaginalen Anaesthesieverfahren wählen.

Paracervicalblockade und Pudendusblock sind vielleicht nicht so
effektiv wie die Verfahren der rückenmarksnahen Regionalanaesthesien. Sie erlauben aber eine durchaus schmerzarme Leitung
aller Geburtsphasen. Insbesondere ist zu bedenken, daß die Durchführung dem Geburtshelfer keine Schwierigkeiten bereitet, da die
Bezugspunkte - das laterale Scheidengewölbe bei der Paracervicalblockade und die Spina ossis ischii beim Pudendusblock - auch bei
der geburtshilflichen Diagnostik eine wesentliche Rolle spielen.

Wenn man versucht, die beiden transvaginalen Leitungsanaesthesien zu werten, so wird man die Pudendusblockade in den Vorder-
grund stellen müssen. Die Notwendigkeit einer Leitungsanaesthesie in der Eröffnungsperiode kann man in vielen Fällen diskutie-
ren. Ich denke dabei insbesondere an die Patientinnen, die in
einem psychoprophylaktischen Kursus entsprechend auf die Geburt
vorbereitet werden. Bei der Beendigung der Geburt hingegen wird
man allein schon zur Ermöglichung der Nahtversorgung in aller
Regel eine Anaesthesie benötigen. Aus diesem Grunde möchte ich
die Besprechung der Pudendusanaesthesie an den Anfang stellen.

Aus anatomischer Sicht ist der Verlauf des Nervus pudendalis
ideal zur Anlage einer Leitungsanaesthesie. Nach Vereinigung
der ventralen Äste des 2. bis 4. Sacralnerven zu einem isolierten Nervenstrang etwa 1 cm oberhalb der Spina ossis ischii ver-
läuft dieser hinter der Ansatzstelle des Ligamentum sacrospinale
in den Alcoc'schen Kanal und teilt sich dort in drei Hauptäste,
die das untere Scheidendrittel, den Damm, die Vulva einschließlich der Klitoris versorgen.

Die Blockade des Nerven schaltet den Dehnungsschmerz bei Durchtritt des kindlichen Kopfes aus und ermöglichst die anschließen-
de Nahtversorgung der Episiotomie oder eins Dammrisses. Das Ausmaß der Scheidenverletzung ist dabei irrelevant. Nach unseren
Erfahrungen können bei technisch einwandfreier Durchführung der
Blockade alle im Scheidenbereich möglichen Geburtsverletzungen
einschließlich des kompletten Dammrisses versorgt werden.

Die Technik der Pudendusblockade ist einfach, wenn man die Spina ossis ischii tasten kann. Dem Anfänger sei empfohlen, bei nicht einwandfreier Identifizierung der Spina die Injektion zu unterlassen. Die einzige schwerwiegende Komplikation der Pudendusblockade, die Infektion mit nachfolgender Abszedierung im Bereich der Fossa ischio rectalis, wird mit an Sicherheit grenzender Wahrscheinlichkeit durch eine versehentliche Perforation des Rectums hervorgerufen.

Um versehentliche Verletzungen des vorangehenden kindlichen Teils unter der aufgelockerten Scheidenhaut zu vermeiden, ist es ratsam, eine Führungshülse zu benutzen. Die Art der Führungshülse ist für den Erfolg der Blockade irrelevant und die Anwendung eine Frage der Gewohnheit. Wichtig ist, daß die Kanüle die Führungshülse um etwa 1 cm überragt und daß bei der Injektion das Ligamentum sacrospinale durchstochen wird.

Die Injektion kann im Längsbett erfolgen. Der Geübte ist in der Regel in der Lage, die Applikation auf beiden Seiten ohne Handwechseln durchzuführen. Die Wahl des Anaestheticums ist von sekundärer Bedeutung. Wir konnten bei Verwendung von Mepivacain, Bupivacain und Prilocain keine Unterschiede in der Wirkung feststellen. Carticain wurde von uns bereits 1970 in einer randomisierten Doppelblindstudie gegen Mepivacain getestet. Bei den Prüfparametern ergaben sich keine nachweisbaren Unterschiede in den Ergebnissen.

Der optimale Zeitpunkt zur Durchführung der Pudendusblockade ist bei Erstgebärenden dann erreicht, wenn der Kopf in der Vulva sichtbar wird, bzw. wenn man sich zur Extraktion entschließt. Bei Mehrgebärenden mit guter Wehentätigkeit sollte die Applikation etwas früher erfolgen. Der schon gut sichtbare Kopf stellt aber grundsätzlich kein Hindernis dar. Man kann in der Wehenpause in der Regel die Spina mit der Führungshülse noch erreichen. Nach Anlage der Blockade ist der Preßdrang häufig etwas reduziert. Arzt und Hebamme sollten die Patientin vorher auf dieses Phänomen aufmerksam machen.

Den Erfolg der Pudendus-Blockade kann man durch Nadelstiche kontrollieren. Weiterhin besteht die Möglichkeit der visuellen Kontrolle der Aftererschlaffung, die durch die Lähmung des Musculus sphincter ani externus bedingt ist.

In der Rheinischen Landesfrauenklinik hat sich die Pudendusblockade nach der Einführung im Jahre 1966 in relativ kurzer Zeit als Routinemethode durchgesetzt. Im Zehnjahreszeitraum von 1966 bis 1975 wurden 28.270 Pudendusanaesthesien durchgeführt. Das entspricht 78,9% der Gesamtgeburtenzahl. 1975 erreichten wir eine Frequenz von 83,6%. Eine vaginale Entbindung in Allgemeinnarkose erfolgte in den letzten 3 Jahren nicht mehr. Das schließt Extraktionen und Beckenendlagen ein.

Während die Vorteile der Pudendusanaesthesie unbestritten sind, wurde die Paracervicalblockade im Hinblick auf ihre Auswirkungen auf den Feten von zahlreichen Geburtshelfern wieder aufgegeben.

Wir selbst sind der Ansicht, daß auch dieses Verfahren bei sach-
gemäßer Durchführung und Ausschluß eines fetalen Risikos durch
fetale Cardiotokographie vor der Applikation des Anaestheticums
durchaus empfohlen werden kann. Die analgetische Wirkung ist unbestritten, die technische Durchführung ist einfach. Das Lokalanaestheticum wird unter Verwendung einer der schon erwähnten
Führungshülsen an einer beliebigen Stelle des seitlichen Schei-
dengewölbes möglichst dicht unter die Scheidenhaut injiziert.
Auch hier ist es wichtig, daß der Therapeut sich durch Aspira-
tion überzeugt, daß die Kanüle nicht intravasal liegt. Die Injektion sollte bei einer Muttermundsweite von 4 - 6 cm bei Erstgebärenden und 3 - 5 cm bei Mehrgebärenden erfolgen. Man kann
allerdings den Zeitpunkt auch früher oder später wählen. Bei
einer Muttermundsweite von über 8 cm ist die regelrechte Applikation des Lokalanaestheticums aber unter Umständen unzuver-
lässig.

Die Wahl des Lokalanaestheticums ist bei der Paracervicalblok-
kade von besonderer Bedeutung. Wir haben Carticain in 1%iger
Lösung benutzt und erreichten leider nur Anaesthesiezeiten von
maximal 1 Std. Das Medikament ist also dem Langzeitanaestheticum Bupivacain zweifellos unterlegen. Lediglich bei Durchführung der kontinuierlichen Paracervicalblockade, bei der Teflon-
katheter in die Parametrien eingelegt werden, könnte man Carticain empfehlen. Wir selbst haben dieses Verfahren allerdings
nur in wenigen Fällen durchgeführt. Der Aufwand ist im Vergleich
zur Single-Shot-Methode relativ groß.

Die typische Nebenwirkung der Paracervicalblockade - das Absin-
ken der kindlichen Herzfrequenz - ist nach unserer Ansicht unabhängig von der Wahl des Anaestheticums. Wir beobachteten
dieses Phänomen bei Anwendung von Carticain in etwa 7% der Fälle, ohne daß es jemals zu einer bedrohlichen Situation kam. Wir
haben allerdings im Hinblick auf die kurze Wirkungsdauer des
Carticains das Medikament nur bei insgesamt 68 Paracervical-
blockaden angewandt. Aus diesem Grunde muß darauf hingewiesen
werden, daß in seltenen Fällen eine länger anhaltende Bradycardie auftreten kann, die dann auch zur fetalen Acidose führt.
Der pathophysiologische Mechanismus dieses Phänomens ist noch
nicht eindeutig geklärt. Es liegen aber Angaben verschiedener
Untersucher vor, aus denen hervorgeht, daß es sich nicht um eine
Intoxikation handelt. Eine Sectio caesarea bei PCB-Bradycardie
mit fetaler Acidose ist kontraindiziert, sofern durch die vorausgegangene elektronische bzw. biochemische Dauerüberwachung des
Feten eine andere Ursache für den fetalen distress ausgeschlossen werden konnte. Statt dessen sollte eine intrauterine Reani-
mation durch Applikation eines Tokolyticums (z. B. Partusisten)
durchgeführt werden. Wir selbst haben bei Beachtung dieser Hin-
weise keine ernsthaften fetalen Komplikationen nach Paracervicalblockade mehr beobachten können.

Zusammenfassend möchte ich feststellen, daß die Kombination von
Paracervicalblockade und Pudendusanaesthesie eine adäquate Analgesie in allen Geburtsphasen ermöglicht. Für die Pudendusblockade kann Carticain in 1%iger Lösung empfohlen werden. Die Injektion von 10 ml auf jeder Seite führt zu einer ausreichenden

Analgesie für die spontane Geburtsbeendigung, die Extraktion
und die evtl. erforderliche Nachversorgung. Bei der Paracervicalblockade, bei der eine längere Analgesiedauer erwünscht ist,
ist Carticain dem Langzeitanaestheticum Bupivacain unterlegen.
Die Wirkungsdauer überschreitet 1 Std nicht. Die typische Nebenwirkung der Paracervicalblockade, die fetale Bradycardie,
beobachteten wir im gleichen Ausmaß wie auch bei Anwendung anderer Lokalanaesthetica.

Literatur

1. ARABIN, H.: Die Paracervicalblockade mit Dauersonden. Geburtsh. u. Frauenheilk. 30, 438 (1970).
2. BECK, L., STOCKHAUSEN, H.: Die transvaginale Pudendus-Anaesthesie mit
   Hilfe neuer Spezialnadeln. Geburtsh. u. Frauenheilk. 26, 932 (1966).
3. FREEMANN, R. K., GUTIERREZ, N. A., RAY, M. I., PAUL, R. H., HON, E. H.:
   Fetal cardiac response to paracervical block anesthesia. (I) Amer. J.
   Obstet. Gynec. 113, 583 (1972).
4. JUNG, H., KOPECKI, P., KLÖCK, F. K.: Die fetale Gefährdung durch die
   "Paracervicalblockade". Geburtsh. u. Frauenheilk. 29, 519 (1969).
5. STOCKHAUSEN, H.: Die Pudendusanästhesie in der Geburtshilfe. In:
   H. JUNG (Hrsg.): Methoden der pharmakologischen Geburtserleichterung
   und Uterusrelaxation 94. Stuttgart: Thieme 1972.
6. TAFEEN, C. H.: Continuous paracervical block anaesthesia in obstetrics.
   In: H. JUNG (Hrsg.): Methoden der pharmakologischen Geburtserleichterung
   und Uterusrelaxation 73. Stuttgart: Thieme 1972.
7. RÜTHER, K., STOCKHAUSEN, H.: Kritische Bewertung der Paracervical-
   anästhesie in der Geburtshilfe (eigene Beobachtungen an 9038 Fällen).
   Geburtsh. u. Frauenheilk. 35, 774 (1975).

Auswahl des Lokalanaestheticums für die Leitungsanaesthesie in der Geburtshilfe

K. Strasser

Einleitung

Bei der Wahl des Lokalanaestheticums zur Schmerzausschaltung
während der Geburt sind die medikamentenspezifischen pharmakologischen Eigenschaften und Nebenwirkungen entsprechend der
geburtshilflichen Situation und der Art der Anaesthesie zu berücksichtigen. In diesem Beitrag möchte ich mich auf die rückenmarksnahen Leitungsanaesthesien sowie die Pudendusblockade be-
schränken, da die Nebenwirkungen beim Paracervicalblock eher
durch das Verfahren selbst als durch das Lokalanaestheticum
bedingt sind.

Klinische Kriterien für die Wahl des Lokalanaestheticums

Die Anforderungen, die an ein Lokalanaestheticum für den Einsatz
in der Periduralanaesthesie bei vaginaler Entbindung zu stellen
sind, faßt Tabelle 1 zusammen.

Tabelle 1. Anforderungen an ein Lokalanaestheticum
für die Periduralanaesthesie in der Geburtshilfe

Schneller Wirkungseintritt

Lange Wirkungsdauer

Geringe motorische Blockade

Geringe Toxizität

Günstiger Metabolismus

Niedriger feto-maternaler Blutspiegelquotient

Keine negative Beeinflussung des Feten

Für die abdominale Schnittentbindung gilt bezüglich der motori-
schen Blockade das Gegenteil wie für die vaginale Entbindung.
Bezüglich der Wirkungsdauer liegen die Vorteile eines langwir-
kenden Medikamentes in der länger anhaltenden postoperativen
Analgesie, die Nachteile dagegen in einer länger bestehenden
Blockade der Beinmotorik. Gleiches gilt für die Spinalanaesthesie bei der abdominalen Schnittentbindung. Bei der Pudendus-
Blockade sind Wirkungsdauer und der Einfluß auf den Muskeltonus
von untergeordneter Bedeutung, während Wirkungseintritt, Metabolismus und feto-maternale Serumspiegel auch bei diesen Anaesthesieverfahren zu berücksichtigen sind. Keines der heute zur

Verfügung stehenden Lokalanaesthetica erfüllt in idealer Weise
die verschiedenen Anforderungen. Aufgrund der pharmakologischen
Eigenschaften jedoch und der Ergebnisse klinischer Untersuchungen ist die Wahl des Lokalanaestheticums mit von entscheidender Bedeutung für den Erfolg der Anaesthesie.

Lokalanaesthetica für die Periduralanaesthesie bei vaginaler Entbindung

Für die Peridural- bzw. Caudalanaesthesie bei vaginaler Entbindung erscheint von den Amid-Abkömmlingen derzeit das Bupivacain
am meisten geeignet. Im Gegensatz zum Lidocain und Mepivacain
ist eine Beeinflussung des Neugeborenenzustandes nicht beobachtet worden (4), der feto-maternale Serumspiegelquotient ist
niedrig (2), auch in niedriger Konzentration von 0,25% besitzt
das Medikament eine ausreichend lange Wirkung bei nur gering-
gradiger motorischer Blockade (1). Bei schnellem Geburtsfort-
schritt und raschem Übergang von der Eröffnungs- in die Austreibungsphase erscheint der im Vergleich zu anderen Medikamenten
relativ langsame Wirkungseintritt als nachteilig. In solchen
Situationen könnte aus der Gruppe der Säureamide Carticain als
Medikament mit raschem Wirkungseintritt und niedriger Placenta-
passage (5) oder als Lokalanaestheticum vom Estertyp das 2-Chlor-
Procain gewählt werden.

Lokalanaesthetica für die Sectio caesarea

Für die abdominale Schnittentbindung bieten sich als kurzwirk-
same Medikamente mit dem Vorteil der schneller wiedereintreten-
den Beinmotorik aus der Esterreihe das 2-Chlor-Procain wegen
seines günstigen Metabolismus und aus der Reihe der Säureamide
das Carticain wegen seines niedrigen feto-maternalen Serumspiegelquotienten an. Von den lange wirkenden Lokalanaesthetica
Bupivacain und Etidocain könnte das Etidocain wegen seines stärkeren muskelrelaxierenden Effektes gegenüber dem Bupivacain ge-
wisse Vorteile besitzen.

Lokalanaesthetica für die Pudendusblockade

Für den Pudendusblock sind gut penetrierende und dadurch schnell
wirkende Medikamente wie Carticain, Mepivacain und Lidocain von
Vorteil, da es bei diesem Anaesthesieverfahren besonders darauf
ankommt, in möglichst kurzer Zeit eine Schmerzfreiheit zu erzielen. Von den drei genannten Lokalanaesthetica ist Carticain
wegen seines wesentlich niedrigeren feto-maternalen Serumspie-
gelsquotienten als günstiger anzusehen als Mepivacain und Lidocain.

Literatur

1. BROMAGE, P. R.: Epidural Anaesthesia: Indications and contraindications.
   27th Annual Refresher Course Lectures 1976, Am. Soc. Anest.

2. HYMAN, M. D., SHNIDER, S. M.: Maternal and Neonatal Blood Concentrations
   of Bupivacaine, Associated with Obstetrical Conduction Anesthesia.
   Anesthesiology 34, 81 (1971).
3. SCANLON, J. W., BROWN, W. U., WEISS, J. B., ALPER, M. H.: Neurobehavioral
   responses of newborn infants after maternal epidural anesthesia.
   Anesthesiology 40, 121 (1974).
4. SCANLON, J. W., OSTHEIMER, G. W., LURIE, A. O., BROWN, W. U., WEISS,
   J. B., ALPER, M. H.: Neurobehavioral Responses and Drug Concentrations
   in Newborns after Maternal Epidural Anesthesia with Bupivacaine.
   Anesthesiology 45, 400 (1976).
5. STRASSER, K., HUCH, A., HUCH, R., UIHLEIN, M.: Plazenta-Passage von
   Carticain (Ultracain), einem neuen Lokalanaesthetikum. Z. Geburtsh..
   U. Perinat. 181, 118 (1977).

DISKUSSION

Frage: Ist eine vorangegangene Sectio caesarea eine Kontraindikation für eine Periduralanaesthesie wegen der möglicherweise
verschleierten Symptomatik einer Uterusruptur?

STRASSER: Wir zählen die vorangegangenen Sectio nicht zu den ab-
soluten Kontraindikationen für die Periduralanaesthesie. Wegen
der bestehenden Problematik einer rechtzeitigen Erkennung der
Uterusruptur haben wir in der Anfangszeit diese geburtshilfliche Situation ebenso wie die vaginale Beckenendlagenentbindung
und die Mehrlingsentbindung von der Periduralanaesthesie ausgeschlossen.

Unter der Voraussetzung, daß Geburtshelfer und Anaesthesist ge-
nügend Erfahrung mit der Periduralanaesthesie bei vaginaler Entbindung besitzen, glauben wir jedoch, auch bei vorangegangener
abdominaler Schnittentbindung aus folgenden Gründen die Katheter-
Periduralanaesthesie befürworten zu können:

1. Die Katheter-Methode erlaubt eine besonders niedrige Dosierung mit einer möglichst niedrigen segmental begrenzten
   Schmerzausschaltung.

2. Der rupturbedingte peritoneale Schmerz unterscheidet sich in
   seinem Schmerzcharakter wesentlich von dem wehenbedingten
   Schmerz. Hierbei ist besonders zu beachten, daß der Schmerz
   als Warnsymptom einer Uterusruptur
   1. nicht phasenhaft, sondern eher im Sinne eines peritonea-
      len Dauerschmerzes empfunden wird,
   2. ein deutlicher Druckschmerz im Bereich der alten Uteroto-
      mienarbe bestehen kann,
   3. der Schmerz bis in die Schulterblätter ausstrahlen kann.

Diese Schmerzsymptomatik kann, muß aber nicht bestehen, schließlich sind stille Uterusrupturen mit und ohne Periduralanaesthesie beschrieben worden.

Um die Symptomatik jedoch nicht zu verschleiern, sollten folgende Regeln beachtet werden:

1. Möglichst niedrige Dosierung, um nicht mehr Segmente zu blok-
   kieren als erforderlich.

2. Falls die Patientin während Periduralanaesthesie über erneute
   Schmerzen klagt, sollte man sich vor der Nachinjektion sehr
   genau über den Schmerzcharakter informieren, um den wehenbedingten von einem rupturbedingten Schmerz differenzieren zu
   können.

Frage: Wie sollte die Patientin über die Periduralanaesthesie
aufgeklärt werden?

BECK: Bei uns erhalten die Patientinnen, die in der Schwangeren-
ambulanz betreut werden, schon vorher einen Informationsbogen,
auf dem das Wesentliche über den Wirkungsmechanismus der Periduralanaesthesie und die Nebenwirkungen beschrieben sind. Da wir
bei den jetzt über 2500 Periduralanaesthesien in der Geburtshilfe keine schweren Komplikationen gesehen haben, und diese
in der Weltliteratur mit einem Prozentsatz von ca. 0,04% angegeben sind, halten wir es nicht für sinnvoll, die werdende Mutter damit zu belasten. Auf andere Komplikationen wie Duraperforation und Blutdruckabfall z. B. weisen wir die Patientinnen
jedoch hin. Nach Angaben von Herrn STRASSER ist der Prozentsatz
der Duraperforation bei 1%, der des Blutdruckabfalles bei etwa
10%. Darf ich die Frage nach dem Aufklärungsmodus auch weiter-
geben an die Herren AUBERGER und NOLTE?

AUBERGER: Wir verhalten uns ähnlich, indem wir die Patientin
über schwere Komplikationen, die sehr selten sind, nicht auf-
klären.

NOLTE: Da die Duraperforation eine zwar primär nicht gefährli-
che, aber für die Patientin um so unangenehmere Komplikation
ist, möchte ich zunächst kurz darauf eingehen. Es ist unter allen Umständen darauf zu achten, daß diese Komplikationsrate so
gering wie möglich gehalten wird. Die von Herrn STRASSER genann-
te Häufigkeit von 1% halte ich für annehmbar, besonders wenn
man dabei berücksichtigt, daß in diesen Wert die erhöhte Rate
der Auszubildenden miteingeht. Wir fordern deshalb - und ich
weiß, daß dies bei Ihnen in Düsseldorf ebenso gehandhabt wird -
daß die Periduralanaesthesie nicht im Kreißsaal unter erschwer-
ten technischen Bedingungen erlernt wird, sondern vielmehr zunächst ausreichend viel Erfahrung in der Anwendung mit diesem
Anaesthesieverfahren bei Operationen gesammelt wird. Zu der
Aufklärungspflicht hat Herr WEISSAUER auf dem letzten Chirurgen-
kongreß aus juristischer Sicht Stellung genommen. Danach besteht
z. Zt. noch keine generelle Aufklärungspflicht. Auf die Möglichkeit einer Duraperforation mit nachfolgenden Kopfschmerzen weisen wir jedoch die Patientin hin. Ebenso informieren wir sie
über die vorübergehende Beeinflussung der Beinmotilität und des
sensorischen Gefühls. Abschließend fragen wir die Patientin, ob
sie sich ausreichend aufgeklärt fühlt, oder ob sie noch eine
Frage zu dem geplanten Anaesthesieverfahren hat. Wir glauben,
daß dies eine zusätzliche Absicherung bei der heutigen Prozeß-
freudigkeit darstellt.

Frage: Lassen Sie sich eine schriftliche Bestätigung geben oder
bleibt es bei der mündlichen Aufklärung?

Antwort: Es bleibt bei der mündlichen Aufklärung.

MÜLLER: Diese Sitzung sollte nicht beendet werden, ohne eine
kritische Bemerkung zu der Empfehlung der Paracervicalblockade
durch Herrn STOCKHAUSEN. Es existieren in der Zwischenzeit eine
ganze Anzahl von Berichten, die einen eindeutigen Zusammenhang

zwischen kindlichen Todesfällen und der Paracervicalblockade
darlegen. Wenn man heute noch aus bestimmten Gründen daran fest-
hält, sollten folgende Grundbedingungen erfüllt sein:

1. Cardiotokographische Überwachung vor und nach dem paracervicalen Block.

2. Ausschluß fetaler Risikoverfahren, kein paracervicaler Block
   bei Verdacht auf fetal distress.

Frage: Herr STOCKHAUSEN hat von den Bradycardien infolge Para-
cercicalblockade berichtet. Mich interessiert das therapeutische Vorgehen beim Auftreten dieser Bradycardie.

STOCKHAUSEN: Wenn Sie das Kind in der Bradycardie entbinden,
haben Sie ein Problem zusätzlich erzeugt, denn dann haben Sie
das Kind mit einem hohen Spiegel an Lokalanaestheticum entbunden und damit das Kind in eine vitale Bedrohung gebracht.
Wir pflegen normalerweise abzuwarten, da sich die Bradycardie
nach durchschnittlich etwa sechs Minuten wieder normalisiert.
Hält die Erniedrigung der fetalen Herzfrequenz über diesen
Zeitraum hinaus an, so führen wir eine Tokolyse durch. Auf
keinen Fall wird die Frau in dieser Phase entbunden.

Frage: Zu den Komplikationen der Paracervicalblockade möchte
ich die Podiumsteilnehmer und das Auditorium nach der Komplikationsrate der Paracervicalblockade mit Katheter fragen.
Existieren hierüber irgendwelche Zahlen?

JÄGERHORN: Die von uns entwickelte Katheter-Methode ist bezüglich der Komplikationsrate noch nicht ausreichend erprobt; wir
haben jedoch auch hierbei Bradycardien beobachtet.

Beitrag: Ich überblicke 1600 Fälle mit der paracervicalen Sonde
und habe gute Erfahrungen damit in einer Privatklinik gemacht.

Beitrag: Bei der Diskussion um die Paracervicalblockade ist
auch die Situation des kleinen Krankenhauses zu berücksichtigen, an dem zur Durchführung der Periduralanaesthesie im Kreißsaal ein Anaesthesistenteam nicht zur Verfügung steht. Da sich
hier die Periduralanaesthesie nicht als Alternative anbietet,
bleibt in vielen Fällen, unter Beachtung der Vorsichtsmaßnahmen,
die Paracervicalblockade als Schmerzausschaltung in der Eröffnungsphase bestehen.

BECK: Mit den von Ihnen genannten Vorsichtsmaßnahmen meinen Sie
sicher die cardiotokographische Überwachung der Geburt und den
Ausschluß fetaler Risikofaktoren einschließlich eines bestehenden fetal distress. Abschließend möchte ich Herrn Prof. JUNG
aus Aachen bitten, zu diesem Fragekomplex Stellung zu nehmen,
da sich Herr Prof. JUNG seit vielen Jahren damit beschäftigt
hat.

JUNG: Nach unseren Erfahrungen würden wir auch für die Paracervicalblockade die Katheter-Methode empfehlen, da wir die
Nachteile, die sich bei der Einzelinjektion ergeben, bei der

Katheter-Methode nicht gesehen haben. Der Nachteil, daß der
Katheter gelegentlich herausrutscht und neu gelegt werden muß,
wird durch den Vorteil der geringeren fetalen Gefährdung über-
troffen.

BERGMANN: Wir glauben überblickend sagen zu können, daß es sich
beim Carticain um ein interessantes Mittel für bestimmte Indikationen handelt. Das heutige Symposion hat das Indikations-
spektrum für Carticain über die kurzen Eingriffe in der chirur-
gischen Ambulanz und über zahnärztliche Eingriffe hinaus auf
die Geburtshilfe erweitert. Hier sind die Pudendusblockade
einerseits und die Periduralanaesthesie für die Sectio caesarea
andererseits als Hauptanwendungsgebiet zu nennen.

ZUSAMMENFASSUNG UND SCHLUSSFOLGERUNG

L. Beck

Der Arzt, der die Geburt verantwortlich leitet, ist gleichzeitig zuständig für die psychologische und medikamentöse Geburtserleichterung, z. B. mit Analgetica oder Tranquilizern und für die Inhalations-Analgesie mit Lachgas-Sauerstoff während der Wehe; weiterhin für die einfachen Verfahren der Regionalanaesthesie, die von der Scheide aus appliziert werden, d. h., den paracervicalen Block, die Pudendus-Anaesthesie und die Damm-Infiltration. Der Anaesthesiologe führt in der Regel die Narkose beim Kaiserschnitt und bei schwierigen vaginalen Entbindungen aus. Aber auch die Peridural-, Caudal- und Sattelblock-Anaesthesie sollten nur von einem Arzt verabreicht werden, der die Allgemein-Narkose und die Behandlung der Komplikationen der Peridural-Anaesthesie beherrscht.

Es muß wie in anderen Fächern auch in der Geburtshilfe selbstverständlich sein, daß der operativ tätige Arzt nicht gleichzeitig die Verantwortung für die Narkose übernehmen sollte. Daher ist ein 24-stündiger Anaesthesiedienst für die Geburtshilfe anzustreben. Diese Regelung erscheint aber z. Zt. nur an wenigen geburtshilflichen Abteilungen möglich. Als Ausweg bietet sich an, daß ein zweiter diensthabender Arzt der geburtshilflich-gynäkologischen Abteilung die Aufgabe zur Durchführung der Narkose übernimmt, wenn ein Anaesthesist im Eilfall nicht zur Stelle sein kann. Dies ist nur möglich, wenn der Gynäkologe die Grundlagen der Anaesthesie und die Komplikationen, die im Zusammenhang mit der Narkose entstehen können, erlernt hat. Wir haben mit dem Institut für Anaesthesiologie in Düsseldorf (Prof. ZINDLER) die Regelung getroffen, daß jeder Arzt vor dem Eintritt in die geburtshilfliche Abteilung wenigstens drei Monate in der Anaesthesie-Abteilung ausgebildet wird. In dieser kurzen Zeit kann das Fach der Anaesthesie natürlich nicht erlernt werden; auch wird die Zuständigkeit der Anaesthesiologie für die Allgemein-Narkose und die rückenmarksnahen Leitungsanaesthesien hierdurch nicht unterlaufen. Eine anaesthesiologische Grundausbildung für den Geburtshelfer in einer anaesthesiologischen Fachabteilung scheint mir aber für viele geburtshilflich-gynäkologische Kliniken der einzige Ausweg, die Anaesthesie im Kreißsaal für Mutter und Kind fachlich zu verbessern und in Bezug auf die Verantwortung besser abzusichern.

Beurteilung der Verfahren im einzelnen

Der paracervicale Block (PCB) führt auch bei exakter Technik in einer Reihe von Fällen zu fetaler Bradycardie und Acidose. Das Verfahren sollte nur bei kontinuierlicher cardiotokographischer

Registrierung bei Fällen ohne geburtshilfliche Komplikationen angewandt werden. Die kontinuierliche Form des PCB ist für den Fetus bedeutend sicherer, da mit geringerer Dosis der Einzelinjektion die fetale Gefährdung abnimmt.

Die Pudendus-Anaesthesie zur Beendigung der Geburt ist relativ ungefährlich und hat keine Einschränkung ihrer Indikation in den letzten Jahren erfahren. Die Schmerzausschaltung kann im Einzelfall vor allem bei einer Forceps-Entbindung nicht ausreichend sein; dann ist eine zusätzliche Lachgas-Sauerstoff-Analgesie mit einem 40%igen Sauerstoffanteil angezeigt. Der Geburtshelfer ist auf die Kooperation der Gebärenden angewiesen.

Die lumbale Katheter-Peridural-Anaesthesie und die Caudal-Anaesthesie führen zu einer kompletten Schmerzausschaltung in der Eröffnungsperiode und dienen gleichzeitig als Anaesthesieverfahren zur Beendigung der Geburt (Spontan-Partus, Forceps, Sectio). Die lumbale Epidural-Anaesthesie als Einmalinjektion (single-shot) ist technisch einfacher, gestattet jedoch keine Anpassung der Dosierung an den Geburtsverlauf; auch ist die Möglichkeit der totalen Spinal-Anaesthesie bei der Einmal-Injektion eher gegeben. Aus diesem Grunde wird von den meisten Anaesthesiologen die Katheter-Peridural-Anaesthesie der lumbalen Einmal-Injektion vorgezogen.

Bei entsprechender Dosierung der Katheter-Peridural-Anaesthesie bleibt die Bauchpresse erhalten; dennoch steigt die Frequenz der operativ-vaginalen Entbindungen an. Bezüglich geburtshilflicher Komplikationen ist besonders zu beachten: Gehäuftes Auftreten eines Vena-cava-Kompressions-Syndroms und Hypotension der Mutter mit der Gefahr der Verminderung der intervillösen Durchblutung, daher konstante Seitenlagerung während der Geburt. Die Behandlung besteht in der Erhöhung des intravasalen Blutvolumens und vorsichtiger Anwendung von Vasopressoren.

Die bisherigen Untersuchungen hinsichtlich des fetalen Säure-Basen-Haushaltes, des Cardiotokogramms, des Neugeborenenzustandes (Apgar) und der Nabelschnur-pH-Werte, sowie der pädiatrischen Untersuchung der Neugeborenen haben übereinstimmend ergeben, daß durch die Peridural-Anaesthesie in einer dem Geburtsverlauf angepaßten Dosierung bei konstanter Seitenlagerung der Mutter für das Kind keine Nachteile erkennbar sind. Aus diesem Grunde kann die Katheter-Peridural-Anaesthesie nicht nur für die Schmerzausschaltung bei normalen Geburten, sondern auch bei Risiko-Geburten (Frühgeburten, Verdacht auf Placenta-Insuffizienz, Diabetes) angewandt werden. Bei genügender Erfahrung ist ihre Anwendung auch bei der vaginalen Geburt von Zwillings-Schwangerschaften und Beckenendlagen zu empfehlen.

Zusammenfassend kann daher gesagt werden, daß die Katheter-Peridural-Anaesthesie ein für Mutter und Kind sicheres Verfahren zur Schmerzausschaltung darstellt, sofern der Arzt mit der Methode gut vertraut ist, d. h., anaesthesiologische und geburtshilfliche Kenntnisse und Erfahrung besitzt.

Literatur

1. ADAM, W., ALTHOFF, H., AUBERGER, H., BECK, L., BIHLER, K., BÜCHI, J.,
   DITTMANN, E. Ch., GERBERSHAGEN, H. U., HAAS, E., HONEGGER, H., KLAMMT,
   J., LEICHER, H., MUSCHAWECK, R., NOLTE, H., PERLIA, X., REICHENBACH, E.,
   SCHMIDT, K., SCHOLLER, K. L., SÖKELAND, J., THORBAN, W., ZIPF, H. F.:
   In: KILIAN, H. (Hrsg.): Lokalanästhesie und Lokalanästhetika zu opera-
   tiven, diagnostischen und therapeutischen Zwecken. Stuttgart: Thieme
   1973.
2. BECK, L., POTTHOFF, S., FINSTER, M., PEDERSEN- H., ZINDLER, M., HARNACKE,
   P., STRASSER, K., NOLTE, H., DICK, W., AHNEFELD, F. W., MEINRENKEN, H.,
   RÜTHER, K., STOCKHAUSEN, H.: Analgesie und Anaesthesie in der Geburtshilfe. Gynäkologe 9, Heft 4 (1976).
3. BECK, L., HARNACKE, P., STRASSER, K.: Die Periduralanaesthesie in der
   Geburtshilfe. Zeitschr. f. Geburtsh. u. Perinat. 179, 153 (1975).
4. BECK, L., AHNEFELD, F. W., DICK, W., FINSTER, M., FOLDES, F., HICKL,
   E. J., HOCHULI, E., POTTHOFF, S., STRASSER, K.: Analgesie und Anaesthesie im Kreißsaal. Geburtsh. u. Frauenh. 33, 837 (1973).

Summary

Part I of this book describes the pharmacologic properties of
the new local anaesthetic agent Carticain with respect to its
cardiovascular effects. The clinical applicability of this drug
in obstetric analgesia is discussed.

Considering the high protein binding capacity and the low placenta passage of Carticain, its use in obstetrics seems to be
significant. The relatively short duration of action, comparable
to Mepivacain and Lidocain, restricts the spectrum of indications
to the Caesarian section and pudendal block.

Part II deals with general problems of regional anaesthesia in
obstetrics regarding both transvaginal and spinal or epidural
block analgesia.

Critical Examination of the Particular Methods

Paracervical block analgesia occasionally results in fetal bradycardia and acidosis in several cases, even when performed
correctly. This procedure should be applied only with continuous cardiotocographic monitoring and only in cases without obstetric complications. The continuous paracervical block pro-
vides more security for the fetus, because the fetal risk de-
creases with lower dosages of the particular injection.

The pudendal block analgesia, performed in the last phase of the
second stage, is associated with relatively low risk. A limita-
tion of its indications has not occured in recent years. Some-
times, especially when forceps are used, pain relief may not be
satisfactory. In these cases an additional application of a
nitrous oxide/oxygen-analgesia with 40% oxygen is indicated.
The cooperation of the parturient is required.

Continuous lumbar epidural block analgesia and caudal analgesia
produce complete pain relief in the first stage and serve at
the same time as the anaesthesia for termination of delivery
(forceps, Caesarean section, or spontaneous delivery). The lumbar epidural block analgesia is easier handled when performed
in a single shot technique; however, there is no possibility
of accomodation to the progress of delivery, and total spinal
block occurs more frequently. Therefore most anaesthetists pre-
fer continuous lumbar epidural block analgesia to the single
shot technique.

If well-calculated dosages in continuous lumbar epidural block analgesia are used the force to bear down will be preserved; nevertheless, the rate of operative vaginal deliveries is increased. Regarding obstetric complications the obstetrician must pay attention to an increased rate of caval compression syndromes resulting in maternal hypotension, including the risk of a diminished intervillous capillary system perfusion. For that reason the patient should be kept constantly in a lateral position during all of labour. Maternal hypotension is treated with intravenous infusion and careful application of antihypotensive drugs.

Hitherto existing investigations of the fetal base-acid balance, the cardiotocography, the fetal outcome (Apgar), the umbilical vessel pH, and the pediatric examinations demonstrated that no disadvantage occurs for the fetus if the dosage of epidural analgesia is adapted to the progress of labor with constant lateral position of the mother. Therefore continuous epidural block analgesia is applicable not only to pain relief in normal deliveries, but also to deliveries with risks (e. g. prematurity, diabetes, and placental insufficienty). It is also recommended in cases of multiple pregnancy and breech presentation if the obstetrician has some experience in this method.

In summary, continuous epidural block analgesia is a safe method for pain relief, for mother and child if the physician is well acquainted with the procedure. He should have anaesthetic and obstetric knowledge and experience.

Anaesthesiologie und Intensivmedizin — Anaesthesiology and Intensive Care Medicine

Editors· R. Frey, F. Kern, O. Mayrhofer. Managing Editor: H. Bergmann

59 Anaesthesia Equipment. By P. Schreiber. XII, 219 pages. DM 59,–. 1972

60 Homoiostase. Wiederherstellung und Aufrechterhaltung. Herausgegeben von F. W. Ahnefeld und M. Halmágyi. XI, 192 Seiten. DM 83,–. 1972

61 Essays on Future Trends in Anaesthesia. By A. Boba. X, 93 pages. DM 36,–. 1972

62 Respiratorischer Flüssigkeits- und Wärmeverlust des Säuglings und Kleinkindes bei künstlicher Beatmung. Von W. Dick. VIII, 69 Seiten. DM 40,–. 1972

64 Sauerstoffüberdruckbehandlung. Probleme und Anwendung. Herausgegeben von I. Podlesch. IX, 97 Seiten. DM 47,–. 1972

65 Der Wasser- und Elektrolythaushalt des Kranken. Von H. Baur. XI, 221 Seiten. DM 59,–. 1972

66 Überlebens- und Wiederbelebungszeit des Herzens. Von P. G. Spieckermann. IX, 116 Seiten. DM 47,–. 1973

67 Sauerstoffbedarf und Sauerstoffversorgung des Herzens in Narkose. Von D. Kettler. VIII, 53 Seiten. DM 30,–. 1973

68 Anaesthesie mit Gamma-Hydroxibuttersäure. Herausgegeben von W. Bushart und P. Rittmeyer. IX, 93 Seiten. DM 30,–. 1973

70 Die Sekretionsleistung des Nebennierenmarks unter dem Einfluß von Narkotica und Muskelrelaxantien. Von M. Göthert. VIII, 89 Seiten. DM 36,–. 1972

71 Anaesthesie und Wiederbelebung bei Säuglingen und Kleinkindern. Herausgegeben von F. W. Ahnefeld und M. Halmágyi. IX, 83 Seiten. DM 40,–. 1973

72 Therapie lebensbedrohlicher Zustände bei Säuglingen und Kleinkindern. Herausgegeben von R. Frey, M. Halmágyi und K. Lang. IX, 136 Seiten. DM 69,–. 1973

73 Diagnostische und therapeutische Nervenblockaden. Herausgegeben von R. Frey, M. Halmágyi und H. Nolte. IX, 67 Seiten. DM 36,–. 1973

75 Anesthetic Management of Endocrine Disease. By T. Oyama. IX, 220 pages. DM 65,–. 1973

77 Herzrhythmus und Anaesthesie. Herausgegeben von H. Nolte und J. Wurster. IX, 55 Seiten. DM 30,–. 1973

78 Biotelemetrie. Angewandte biomedizinische Technik. Von H. Hutten. VII, 70 Seiten. DM 39,–. 1973

79 Coronardurchblutung und Energieumsatz des menschlichen Herzens unter verschiedenen Anaesthetica. Von H. Sonntag. VIII, 56 Seiten. DM 36,–. 1973

81 Stoffwechselwirkungen von Trometamol. Von H. Helwig. VIII, 96 Seiten. DM 36,–. 1974

84 Ethrane. Edited by P. Lawin and R. Beer in cooperation with E. Wiethoff. XIII, 389 pages. DM 64,–. 1974

85 Blutersatz durch stromafreie Hämoglobinlösung. Von J. M. Unseld. VIII, 90 Seiten. DM 32,–. 1974

95 Mobile Intensive Care Units. Edited by R. Frey, E. Nagel and P. Safar. XV, 271 pages. DM 48,–. 1976

98 Intraaortale Ballongegenpulsation. Von E. R. de Vivie. X, 96 Seiten. DM 28,–. 1976

101 Myokarddurchblutung und Stoffwechselparameter im arteriellen Blut bei Hämodilutionsperfusion. Von D. Regensburger. VII, 75 Seiten. DM 36,–. 1976

102 Coronarinsuffizienz, Pathophysiologie und Anaesthesieprobleme bei der Coronarchirurgie. Herausgegeben von M. Zindler und R. Purschke. XIII, 166 Seiten. DM 48,–. 1977

103 Fettemulsionen in der parenteralen Ernährung. Herausgegeben von A. Wretlind, R. Frey, K. Eyrich und H. Makowski. X, 222 Seiten. DM 48,–. 1977

104 Die akute normovolämische Hämodilution in klinischer Anwendung. Von A. J. Coburg. XI, 89 Seiten. DM 28,–. 1977

105 Lungenveränderungen während Dauerbeatmung. Von H. Reineke. VII, 56 Seiten. DM 36,–. 1977

106 Etomidate. Edited by A. Doenicke. XI, 155 pages. DM 36,–. 1977

107 Die kontrollierte Hypotension mit Nitroprussidnatrium in der Neuroanaesthesie. Von K. Huse. IX, 98 Seiten. DM 38,–. 1977

108 Transcutane Sauerstoffmessung. Von K. Stosseck. VIII, 68 Seiten. DM 32,–. 1977

109 20 Jahre Fluothane. Herausgegeben von E. Kirchner. XVIII, 343 Seiten. DM 58,–. 1978

110 Neue Untersuchungen mit Gamma-Hydroxibuttersäure. Herausgegeben von R. Frey. XIII, 149 Seiten. DM 36,–. 1978

111 Anaphylaktoide Reaktionen. Von J. Ring. XV, 202 Seiten. DM 54,–. 1978

112 Kreislaufproblematik und Anaesthesie bei geriatrischen Patienten. Von G. Haldemann. VIII, 55 Seiten. DM 28,–. 1978

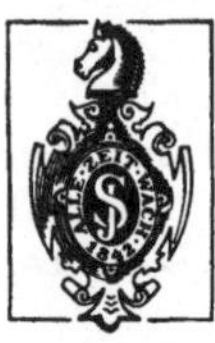

Preisänderungen vorbehalten

Springer-Verlag Berlin Heidelberg New York